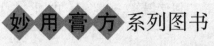

妙用膏方系列图书

总主编 张艳 卢秉久 朱爱松

膏方节专供

慢病调治膏方

制备与应用一本通

张艳 何佳 编著

U0307538

中国中医药出版社

·北京·

图书在版编目（CIP）数据

慢病调治膏方：制备与应用一本通 / 张艳，何佳编著 . —北京：中国
中医药出版社，2020.4

（妙用膏方系列图书）

ISBN 978 – 7 – 5132 – 5886 – 9

Ⅰ . ①慢… Ⅱ . ①张… ②何… Ⅲ . ①膏剂—方书—
中国 Ⅳ . ① R289.6

中国版本图书馆 CIP 数据核字（2019）第 260754 号

中国中医药出版社出版

北京经济技术开发区科创十三街 31 号院二区 8 号楼

邮政编码 100176

传真 010-64405750

三河市同力彩印有限公司印刷

各地新华书店经销

开本 710×1000 1/16 印张 14 字数 229 千字

2020 年 4 月第 1 版 2020 年 4 月第 1 次印刷

书号 ISBN 978 – 7 – 5132 – 5886– 9

定价 56.00 元

网址 www.cptcm.com

社 长 热 线 010-64405720

购 书 热 线 010-89535836

维 权 打 假 010-64405753

微信服务号 zgzyycbs

微商城网址 https://kdt.im/LIdUGr

官 方 微 博 http://e.weibo.com/cptcm

天猫旗舰店网址 https://zgzyycbs.tmall.com

如有印装质量问题请与本社出版部联系（010-64405510）

前　言

膏方作为我国中医方剂中的一种经典剂型，从开始的宫廷进补养生秘方到近年来逐渐走入百姓家庭，其配伍、组成、制法、服法均随着历史的发展不断革新。膏方因其独特的剂型、温和的药性、显著的疗效逐渐被医生重视，近年来，膏方进入了高速发展阶段。全国范围内的中医院纷纷开设膏方门诊，举办膏方节，开展许多膏方文化活动，各具特色，百家争鸣，因此，这是膏方发展的新时代。作为中医医生，我们有必要将膏方推向民间，让人们了解膏方、熟悉膏方，将其作为养生保健、治病防病的新手段！

本书主要介绍了心血管系统疾病、呼吸系统疾病、消化系统疾病、泌尿系统疾病、神经系统疾病、血液系统疾病、骨关节病以及肿瘤等临床常见慢性病的膏方调治方法。每病下分列主要症状、中医病因病机、中医临床常见证型及膏方调治。详细说明了每个膏方的组成、制法、服法。读者通过阅读此书，能够以中西医结合的角度，全面地了解疾病，了解中医利用膏方辨证调治疾病的特色。

希望这本书可以为临床中医师、广大膏方爱好者及病友，提供实惠、可行、疗效显著的膏方调治方案。

卢秉久　张艳

2019 年 12 月 1 日

目录

第九章　血液系统疾病膏方调治

第十章　常见癌症的膏方调治

第一章　膏方基础知识

第一节 膏方的概念和起源

膏方，又被我们称为膏剂（膏滋药、煎膏剂），是中医汤、丸、散、膏、丹五大主要剂型的其中之一。膏方有内服和外用的区别，内服膏剂是由汤药浓缩变化发展而来的，目前我们常说的膏方大多指的是内服膏剂，有滋补调养和治病防病的作用。本书主要介绍的是内服膏方，即"膏滋"，它是由医生根据患者体质与所患病证，辨证与辨病结合在一起，定制出来的不同处方，用来对我们的身体进行全面整体的调理，是中医所独有的调补方式。外用膏剂是中医外治法的一种，一般称为膏药，是将药物施于患者体表某部位，通过药物的消炎防腐、通经走络、行滞去瘀、祛风散寒的功能，从而达到治疗的目的，多数用来治疗外科疮疡疾患，对部分内科、妇科疾病亦有疗效。

首次提到膏方的是东汉时代的《神农本草经》，这本书是我国第一部药学专著，书中强调中药加工要根据药物性质和治疗需要选择适合的剂型，其中就有适宜做膏的。膏方历史悠久，其源头可追溯到《黄帝内经》和《五十二病方》。《黄帝内经》中载有 2 张膏方；《五十二病方》是我国现存最早的方书，书中记载膏剂30 余方。之后的《武威汉简》中有"治百病膏药方"和"治千金膏药方"等，也是可用于内服的膏方；南北朝陈延之《小品方》载有单地黄煎；唐代孙思邈《备急千金要方》载有金水膏；宋代以来，医著所载膏方无数，如琼玉膏、御颜膏、银杏膏等。

早期称为"膏"或"煎"的内服方，主要是用来治病而不是滋补。到了六朝隋唐时期的文献中才见到一些滋润补益类膏方。人们在临床上逐渐认识到滋补类方药制作成膏剂服用有一定的优越性，以后用于滋补的膏剂方就逐渐多了起来。

宋朝时"膏"逐渐代替"煎"，基本沿袭唐代风格，用途日趋广泛，如南宋《洪氏集验方》收载的琼玉膏，沿用至今。同时，膏方中含有动物类药的习惯也流传下来，如《圣济总录》的栝楼根膏，此时的膏方兼有治病和滋养的作用。

明清时期膏方进入成熟阶段，表现为膏方的命名正规、制作规范，膏专指滋补类方剂，煎指水煎剂。同时数量大大增加，临床运用更加广泛。

明朝膏方各类方书广为流传，据记载，它们的组成大多较为简单，流传至今的著名膏方有洪基《摄生总要》的"龟鹿二仙膏"、龚廷贤《寿世保元》的"茯苓膏"以及张景岳《景岳全书》的"两仪膏"等。这些膏方延续至今，被人们广为接受。

到了清代，膏方不仅在民间流传，在宫廷中亦被广泛使用，如《慈禧光绪医方选议》有内服膏滋方近30首，具有代表性的有延年益寿膏、菊花延龄膏、保元固本膏、资生健脾膏等。晚清时膏方组成逐渐复杂，如《张聿青医案·膏方》中，膏方用药往往已达二三十味，甚至更多，收膏时常选加阿胶、鹿角胶等，并强调辨证论治，对后世医家的影响较大，为现代膏方奠定了基础。

中华人民共和国成立以来，膏方的研制及运用得到较大的发展，膏方的数量迅猛增加，膏方的临床运用范围扩大到内、外、妇、儿、五官等各科。

由于膏方服用十分方便，效果明显，加之人们对健康的需求日益强烈，越来越多的人选择请中医专家为自己量身定制适合的膏滋方。在中医药养生保健浪潮的推动下，服用膏方养生治病也在全国流行了起来。

第二节　膏方的特点和功效

膏方最大的特点是因人处方、辨证论治、对症下药、综合调理、针对性强，非一般补品可比。膏方在补的同时强调疏导，其主要作用是补充正气，防治疾病，延年益寿。其配方用药很讲究，加工工艺独特。随着现代科技的迅速发展，制作膏方的速度越来越快。膏方一般由20余味的中药组成，属于大方、复方范畴，并且服用的时间较长，因此，制定膏方更加注重针对性。所谓针对性，是指应该针对患者的疾病性质和体质类型来进行处方调理。另外，膏方中多含补益气血阴阳的药物，它的性质比较黏腻，如果不考虑实际情况，一味纯补峻补，往往会妨碍气血的运行，妨碍脾胃功能，对健康没有益处，所以配伍用药，尤为重要。需要注意如下几个方面：

1. 辨证施治，整体调理

人体体质的虚弱，是病邪得以侵袭、疾病得以产生的主要原因，也是最根本的原因，而体质会因为年龄、性别、生活境遇、先天禀赋、后天调养等多种原因的不同而各有差异，所以选方用药方面也因人而异。如老年人脏气衰退，气血运行迟缓，多虚多弱，膏方中除滋补以外，多辅以行气活血的中药；女子最重要的脏器是肝，并且容易肝气郁滞，因此应该辅以疏肝解郁的中药；小儿为纯阳之体，不能过早服用补品，如果确实需要，大多应用甘淡的中药调养，如四君子汤等；中年人压力负担堪重，又被七情劳逸所伤，治疗时多需补泻兼施。除此以外，又有诸多个体差异，都需要详细分析，根据每个人的具体情况，来拟订不同的治疗计划。医者通过对患者的病情与体质进行详细诊查，望、闻、问、切四诊合参，从整体出发，全方位辨证施治，立法处方，君臣佐使合理配伍，注重对患者气血阴阳的综合调治，使患者阴阳达到新的平衡，从而避免和减慢疾病的发生、发展。因此，与一般的汤剂不同的是，膏方更注重整体调治，多为大型复方，药味相对较多，兼顾面广，适合治疗比较复杂、病程较长的疾病。临床定制膏方，一人一方，针对性强，疗效稳定。

2. 扶正补虚，攻补兼施

利用药物的特性来纠正人体气血阴阳某方面偏盛偏衰，来达到"阴平阳秘，精神乃治"的状态，这是中医养生和治病的基础思想，也是依照患者具体情况来调制膏方的主要原则。中老年人脏气渐衰，运化不及，常常呈现虚实夹杂的复杂病理状态。如果对此忽略不见，一味投补，补其有余，实其所实，往往会适得其反。所以膏方用药，不仅要考虑"形不足者，温之以气""精不足者，补之以味"，还应该根据病者当下的具体症状，针对气滞、瘀血、痰饮等病理产物，适当地运用行气、活血、化痰之品，疏导其气血，令其条达，而致阴阳平衡。明清以后，膏方的应用逐渐偏于补益，补益药是膏方最主要的组成部分，是膏方处方中的君药，膏方能针对脏腑虚损和阴阳气血的不足进行补充，最终使人体阴阳平衡，气血条畅，五脏六腑平衡。膏方药性和缓而且持久，对于各种虚证有独特功效。但膏方强调整体调治，并不同于其他补药、补方，它在补充的同时也会根据患者的具体状态来增加行气活血等中药，补攻兼施。

3. 以喜为补，调理脾胃

清代著名医家叶天士曾经说过："食物自适者即胃喜为补"，是临床药物治疗及食物调养的重要法则，同样适合于膏方的拟订。口服膏方后，如果脾胃功能正常，能消化吸收，就能达到补益的目的。所以制定膏方，都应该增加健脾的中药，如陈皮、肉豆蔻等，来恢复和增强脾胃功能；此外还可以应用助消化的中药来消除补药之黏腻。中医习惯在服用膏方前，服一些"开路药"，或者消除宿食，或者健脾开胃，顾护脾胃的运化功能，充分体现了中医的整体观念。脾胃功能正常之后，气血充足，即可祛除病邪，这样人体的正气才会充足，身体才能健康。

4. 通补相兼，动静结合

服用膏方的时候，既不能一味呆补，又不宜孟浪攻泄，而常取通补相兼、动静相合的方法。民间常以驴皮制膏进补，常常会有腹胀便溏等不良反应发生，多因驴皮膏不符合"通补相兼，动静结合"的原则。补品为中医理论中的"静药"，必须配合辛香走窜的"动药"，动静相结合，才能补而不滞。临床可针对中老年人常见的心脑血管疾病，如高血压、高血脂、冠心病、脑梗死、糖尿病等病证，辨证选用合适的"动药"。例如取附子温肾散寒、振奋心阳之功效；取大黄、决明子通腑排毒、降低血脂之功效；取葛根、丹参活血化瘀、净化血液之功效等，用这些"动药"与"静药"互相配合，来达到治疗疾病并且充养身体的目的。

另外，四季气候的变化会对疾病有不同程度的影响，古代医家根据这些变化提出"随时为病，当随病制方"的治疗思想。如金元医家李杲在《脾胃论·脾胃将理法》中提出：春天多以风邪为主，应在方中加入祛风类药物，如荆芥、薄荷、菊花、桑叶之类；夏天有病多热疾，须加适量的寒凉药，如黄连、黄芩、石膏、知母之类的药物；秋天有病多以燥邪伤人为主，宜加入温润气分类药物，如杏仁、紫苏叶、桔梗、沙参之类；冬天有病多寒邪，宜加入一些温热药，如附子、干姜之属。结合各个季节的易发病证，则可以在不同的时令，根据病情发展变化及气候变化，采用不同的用药方法，来治疗疾病。所以说膏方不仅仅局限于冬令时节使用，其他季节也可以服用。

5. 服用方便，口味宜人

膏方经提取浓缩而成，药物得到了更加充分地利用，经济花费相应减少。且对于慢性疾病需长期服用中药的患者来说，无须再花相当多的时间和精力煎煮中药，服用时只需按时取出适量，用温开水冲服，有即冲即饮、易于吸收的特点。中药加工成膏方后体积缩小，有利于携带和贮藏，近年来真空小包装膏方更是极大地方便了出差人士。定制膏方时因添加了矫味、收敛的糖类，使膏方带有甜味，口感较好，适用于不喜欢中药苦味的患者。总体来说，用膏方来调养，有事半功倍的效果。

第三节　服用膏方的最佳季节及方法

自然界气候环境的运动变化，无时无刻不对人体产生影响。春生、夏长、秋收、冬藏，这是天气的规则。一年四季有着特定的气候变化及温热寒凉的变化，即春温、夏热、秋凉、冬寒，谨慎地起居饮食、衣着行走是十分重要的。

秋冬季节是收获和贮藏的重要季节，人体自身会根据外界环境做出相应的调整，血液在消化道为多，消化酶分泌增多，消化机能增强，食欲旺盛，体内高热量食品需求增多，同时代谢降低，消耗减少。在《黄帝内经·素问·四气调神大论》中指出：冬天的三个月，是闭藏的时令，冰雪形成，大地寒冷，这个时候不能扰动阳气，应该早睡晚起，等阳光出来的时候再起床，心志应该伏藏起来，不要让皮肤开泄，让寒气进入，使人体的正气被耗伤，这是冬季的养生道理。违背的话就会伤害到心脏，到了春天便要发生痿厥一类疾患，使人们对春生之气的适应能力减弱。由此可见，秋冬季是一年四季中进补的最好季节。

膏方服用的最好时间段是每年的立冬至来年的立春，历时3个月左右。但需要提醒的是，膏方并非人人适合，急性病和有感染的患者、慢性疾病的不稳定期和急性发作期、危重病人不宜服用膏方。如遇发热、感冒、伤食、腹泻、胃脘疼痛等应暂停服用膏方，等疾病治愈后再继续服用，以防止"闭门留寇"。一般服药期间，应忌食生冷、油腻、辛辣及刺激性的食物、咖啡和浓茶。服含人参等补气膏时忌服萝卜；服含首乌的膏滋药时，忌猪血、羊血及铁剂。膏方初次服用每次15g左右，然后逐步加量到30g左右（普通汤勺1勺），放在杯中以开水冲服，早晨与晚上睡前1小时空腹服用为好，如若空腹服用有胃肠不适则改为饭后服或减量服用。膏方宜储放于冰箱冷藏室或阴凉处，以防霉变。

第四节　开膏方需要找专业医生

开膏方的医生需具备扎实的中医功底，有丰富的中医知识和诊疗经验，根据人的不同体质与证候的需要，进行药物的配伍组方。除了要为病人望、闻、问、切之外，还要了解其体检情况，然后对证下药，才能取得理想疗效。另外，开膏方讲究"天人合一"，在配制时不仅要看准个人的体质类型，结合当时的身体状况，还要参考气候、地理、生活习惯等因素。一料膏方所体现的内涵远比想象中要丰富得多。因此，选用膏方最合理的做法还是应该一人一方。首先应到医院就诊，请医生判断是否需要进补，不适合进补的人群不应随意进补。如果明确需要进补，则应先请医生判断患者属于何种体质，比如阴阳不平衡、气滞血瘀、气血不足，还是肝肾亏虚等，然后再对证下药，找专业人士，熬制膏方，并在专业医师的指导下服用，而且服用要适量。一些价格实惠、药方经典的传统成品膏，因其所用药材大多平和，可满足一般大众化的进补需求，但在改善症状方面，就很难达到目的了。即使是传统经典膏方，也未必人人都适用。

第五节　开膏方必须要顾及脾胃

脾为先天之本，脾虚会导致气血生成的源头匮乏，若脾虚时间久了，就会导致全身衰弱。冬令进补，补药大多滋腻碍胃，服用过多往往影响脾胃运化。并且，经过春夏两季，气候、饮食都会降低正常人的脾胃功能。脾胃为消化食物、转动人体营养物质的功能器官，脾胃功能正常，则营养充足，气血不衰，既利于祛邪，也利于扶正；反之，脾胃功能失常，就会对攻邪与扶正产生障碍。况且，脾胃也能消化运用药物，倘若脾胃功能失常，则虽有对证之药，也会导致药效的下降，甚至无用。临床实践证明，脾胃之气的旺盛，即使有重病，它的治疗也会比较容易，反之，脾胃功能下降，即使疾病轻浅，治疗效果也会打折扣。因此金元时期李东垣"脾胃论"闻世以后，治病必重脾胃之说，被广大医生继承和发扬，不仅膏方，在所有疾病的治疗中都应关注脾胃的运化是否正常。

膏方大多滋腻，而滋腻的食物会影响胃肠，脾胃功能虚弱的人，在应用膏方的时候有时会造成胃肠功能的进一步下降，故在使用膏方之前顾护脾胃尤为重要，脾胃功能良好方能更好地吸收。脾胃功能不好，消化慢，痰湿重的人，在吃膏方的时候要注意"开路"。

服膏方时亦不宜饮食浓茶、咖啡、辛辣刺激性的食物，因为这些食物会妨碍脾胃的消化功能。吃膏方时肠胃不能有过多的痰湿、湿热或者寒湿。消化不良，或正处疾病发作期，如感冒或气管炎急性发作时都不能吃。吃膏方前要把风寒暑湿燥等外邪及时地清理出去，外邪未清就贸然进补，只会闭门留寇。吃膏方过程中如有急病也应暂停，等治愈后再吃。对于有慢性病或年老体弱之人，宁可再剂，不可用重剂，否则胃气受损，得不偿失。

还有很重要的一点就是应当注意饮食。大鱼大肉不仅会降低肠胃的蠕动能力，造成便秘，还会影响消化吸收。故进补膏方前，富含脂肪、蛋白质等的食物都应少吃，酒亦应少喝，日常饮食应以清淡为主。如膏中含人参、黄芪等补气药物时，应与生萝卜分时服用。如果突然出现感冒发热、伤食腹泻、胸闷腹胀、咳嗽咳痰等急症时，应暂停服膏，严重者应及时就医。

第六节　膏方的组方原则和用药剂量

膏方的用药遣方、组方原则和我们日常所用方剂一样，都需要根据患者的具体临床表现及体质特点来确定药物及配伍，都要遵循君、臣、佐、使的用药配伍原则。由于制作膏方的过程比较繁琐，制备一料膏方，往往需要较长时间，因此膏方的组成大多为 1～2 味复方，所含药物也比较多，可有 30～50 味中药，而且大多会加入两味胶类药物构成全方。膏方的药物组成也要注意寒热温凉并用，动静相宜，补泻结合，最终以体现滋补功效为主。在制备膏方的过程中，原料必须选用道地药材，药材纯正，制作出的膏方才能发挥确切的疗效。制作膏方必须严格操作，生产工艺必须精细，煎煮浓缩的时间必须到位，这样才能制作出真正有效、益寿延年的精品膏方。

关于药物用量问题，古今医家曾做了很多考证，但迄今仍很难得出定论。因此，古代方书所记载的膏方中药物用量，仅作为参考，可根据方中每味药的用量比例，探索其配伍意义。临床所开膏方的剂量，是按中药学及近代医案中的常用剂量，具体结合患者不同年龄、地区、体质特点以及病情等情况，合理使用。

第七节　膏方制备的场地和设备

首先，膏方制作需要场地，一般分为制备间、制作间、凉膏间、成品间。制备间用于每料膏方中药饮片核对、细料贵重药称量核对等。制作间要具备良好的排风排水设备、煤气灶或者不锈钢蒸汽夹层锅。凉膏间的温度应控制在20℃以下，相对湿度应控制在55%～75%，并保持整洁，每天不少于2次的紫外线消毒，每次不少于半小时。

制作间面积不少于20m²，凉膏间面积一般不少于5m²。如果膏方熬制的量大，面积应相应扩大。制作间地面要有防滑吸水的地砖或涂层，并配备排水设施。须装有纱窗防止蚊蝇或其他昆虫进入。墙面必须贴有白色瓷砖，顶面应用合适材料（无毒、不易脱落、易于清洁处理）进行吊顶。除外照明灯，制作室必须安装紫外灯，每天开始熬制膏方前半小时进行紫外线消毒。工作人员进入房间前要关闭紫外灯，防止紫外线灼伤。凉膏间所用货架应保持清洁卫生，盛膏容器应经消毒烘干后备用。

制备膏方常用的设备有膏方机、膏方包装机、不锈钢锅具（不可选用铝锅、铁锅等）、不锈钢筛网。药液粗滤根据药液稠度和过滤的难易，可选用24～40目的不锈钢筛，合并两次或三次药液经过沉淀后再选用80～100目（也可使用120目）的不锈钢筛过滤。

药液存放的工具首选不锈钢桶，其次选用无毒的塑料桶如聚乙烯、聚丙烯桶，必须带盖子，严禁使用聚氯乙烯桶。药液不能长久储存，特别是温度很高的煎液，最好不要用塑料桶存放，以防药液的某些成分与塑料起化学反应，影响效果的同时也有可能产生对人体有害的物质。搅拌片（木质或竹制均可，亦可使用不锈钢制品）用来在药物煎煮过程中进行搅拌，多搅拌有利于药材中有效成分的析出。

第八节　膏方的制备方法

膏方的制作流程一般为配方、浸泡、煎煮、浓缩、收膏、存放等几个部分。下面对这些流程进行详细讲解。

1. 配方

医师根据患者的具体身体情况，通过望、闻、问、切等中医诊断方式对患者进行诊断，然后开具出适合其身体状况的处方及胶类、糖类、细料，准备好所有药物。

2. 浸泡

浸泡在膏方的制备中非常重要，在这个环节，制备人员要依照医师处方，核对药材，将胶类、贵重药材、细料药材和需要特殊处理的药材进行分检，然后将其余药材洁净处理后装入干净布袋中置砂锅内（最好选用砂锅，也可以用搪瓷锅或者不锈钢锅，但是禁用铁锅，以免产生化学反应），加入 8 ~ 10 倍量清水，一般以高出药物平面 10cm 为宜，通常需要浸泡 8 ~ 12 个小时，让药材充分吸饱水分，只有这样，才能把药物的有效成分浸泡出来，才能更好地保证膏方的质量。

药材无须冲洗。有些药物里所含成分是易溶于水的，一旦冲洗的话，会失去原有的药效。

浸泡的水最好是凉开水，一般来说，在正式煎中药之前是需要两次的浸泡的，用来浸泡的水也是相对比较有讲究的。未烧开的水当中含有一些成分会影响药物的疗效，所以最好是使用凉开水。

某些包煎的药物，如旋覆花、蚕沙、车前子等需用纱布包好后投入，而贝壳类、矿物类药物最好也要包煎。因为膏方熬制一般是在冬季，所以浸泡时间相比于其他季节更长。

3. 煎煮

煎药需煎透，把浸泡完全的药材上火煎煮，先用大火煮沸后，用小火煮 1 个小时左右，再转成微火，以沸为度，经 3 ~ 5 个小时，待药汁渐浓，即可用四层纱布过滤 3 次，过滤出头道药汁；后加清水浸润原来的药渣，再次上火煎煮，煎法同前，此为二煎；待至第三煎时，气味已经淡薄，滤净药汁后即将药渣倒弃（如果药汁尚浓，还可再煎 1 次）。将前三煎所得药汁混在一起，静置后再沉淀过滤，药渣越少越佳。

人参等贵细药材，为了避免浪费，不宜与他药同煎，而用小火另煎浓汁，收膏时再将药汁冲入，或将其研成细粉调入。

一般使用砂锅或者是陶瓷锅熬煮，因为这两种锅物理性质相对比较稳定，而且一般锅底比较平实的，温度吸收相对均匀，药物疗效会更好。

一般刚开始煎药时，需要先盖好锅盖，进行煎煮。当煮沸后，可让锅盖留些空隙，排出水蒸气。对于有些易挥发类或者名贵药材需要盖好锅盖，比如薄荷、广藿香和西洋参等。

在煎煮中药时，需要时不时地搅拌药料，让药液充分煎透。

煎煮中药时，头煎加水量应包含饮片吸水量、煎煮过程中的蒸发量及煎煮后所需药量。二煎加水量应减去饮片吸水量。通常只能根据饮片质地疏密，吸水性能强弱，及煎煮所需时间长短来估计加水量。一般可行的做法是，头煎将饮片适当加压后，加水液面应高出饮片 2～3cm，二、三煎水面没过药材即可。

膏方煎煮至少要五六个小时。一开始用大火煎，先煎到沸腾，再改用小火，一边煎一边搅拌，去除表面泡沫。煮到 4～6 小时，过滤取出药液，药渣加冷水再煎。这样反复三次，合并药液，确保煎满"三汁"。"三汁"是非常有讲究的，第一汁是为了让药材可以充分吸收，第二汁是为了把药材的成分煎出来，第三汁是为了能让药材彻底吸收。一环扣一环，缺一不可。

4. 浓缩

将滤净的药汁倒入锅中，进行浓缩，先用大火煎熬，加速蒸发水分，并随时撇去浮沫，使药汁慢慢变稠，再改用小火进一步浓缩，并不停搅拌，因为此时药汁转厚，极易粘底烧焦，当搅拌到药汁能滴在纸上不散开为度，此时便可暂停煎熬，这就是经过浓缩而成的清膏。

5. 收膏

不同体质的人，收膏所用配料不同，如阴血不足者，可选用驴皮胶、龟甲胶；阳气虚弱者，可选用鹿角胶；阴阳两虚者，可选用龟鹿二仙胶；便秘者可选用蜂蜜；糖尿病患者需避免用糖类；肝病者别用黄酒浸胶等。

把蒸烊化开的胶类药（阿胶、龟甲胶、鹿角胶等胶剂）与糖（以冰糖和蜂蜜为佳），倒入清膏中，如果有人参、冬虫夏草等贵重药物，要另外用小火熬成浓汁或研成细粉，在收膏时调入。用小火慢慢熬炼，并不断搅拌，防止焦化。

收膏的标准是"滴水成珠"和"挂旗"。所谓"滴水成珠"，就是收膏时，取一点膏浇滴在水中，不会溶化，而是像珠子一样在水中；"挂旗"则是用竹片在膏里搅拌后拿出来，膏药会像一面旗一样挂在竹片上。

若处方中有药粉的，此时加入，搅匀即得（含挥发性成分或有效成分遇热易被破坏的药粉，应待温度降至 50℃左右时加入，搅匀）。

在膏方制作后，首先让其充分冷却，才可加盖。

6. 存放

膏方的收藏亦是重要的一环，如果收藏不当，极易发霉变质，影响药效。制好的膏方冷却后，装入清洁的瓷质容器内（切记不要使用金属容器存放，以免产生化学反应），先用干净的纱布将容器口遮盖上，放置一夜，等到完全冷却后，再加盖。因膏方通常可服用 4～8 周，糖分含量较高，有的还含有动物蛋白，温度过高容易变质发霉，所以最好放入冰箱保存。

膏方由多味药材配伍熬制而成，不含任何防腐剂，在同样冷藏保存的条件下，瓷罐比其他材质盛器更安全。同时，一般膏滋药应放在阴凉处，如冰箱里或朝北房间，避免靠近厨房炉火，以防温度过高而霉变。每天取用膏滋药时，最好用固定的干燥汤匙去掏，以免每天将水分带进罐里促进发霉。可准备一个小罐，放上一个星期用量，吃完后再添加，既方便又卫生。

盛放滋膏的容器一定要清洁、干燥，不能留有水分，如果容器是陶瓷、玻璃类的，可以洗净后小火烘干，也可以在洗净后用微波炉烘干消毒；如果容器属有机材料类的，可以在洗净后沥干，然后放在消毒柜中消毒，或用微波炉稍稍加热烘干水分即可；如果容器属于金属材料，可以在洗净后沥干，用红外线消毒或用小火烘去水分。

不要将一料膏滋药全放在一个容器里，近期要服用的部分应该另外分装，暂时不吃的部分要密封。

7. 膏方制作可能出现的问题及解决办法

（1）口尝有"砂粒感"

①制备中使用的器具，如浓缩设备、容器、搅拌用的棒子或竹片、筛网等，清洗不干净，存在、带入或脱落灰屑。

②药汁中带入泥沙、药渣等异物。

③煎膏附料（如冰糖、核桃、芝麻等）中掺杂细沙、尘土、果壳等。

④因火候过大、胶未完全溶解等原因而引起粘锅结焦。

（2）容易出花

①使用的器具，特别是容器没有充分消毒。

②膏方制备中，如附料准备制膏间、凉膏间没有区分开来，造成交叉污染。

③膏质过嫩，水分控制不当，含水量较多。

④膏方制备完成，未完全散尽热量就加盖，使膏体及容翻壁凝结水珠。

⑤凉膏间潮湿，致使膏体表面凝结水汽和细菌。

（3）焦化

①在药材煎煮过程中出现焦化。这是由于浸泡时间不够久，药材没有充分吸收水分，而在煎煮过程中继续吸收水分，造成焦化现象。

②在浓缩过程中出现焦化。浓缩过程中药液不断蒸发，药液中含水量减少，极易出现焦化现象。

（4）返砂

煎膏置放日久后，易产生糖与药汁分离，或有颗粒状析出的现象，习称返砂。

制备中使用的器具要注意清洗，保持清洁，不要带入灰屑、纤维等杂物。药汁煎好后需过滤。药汁需静置24小时，取上清液；或静置1小时，离心后浓缩。在浓缩中，要用筛子不停地捞去浮沫。需加入芝麻、核桃等附料的膏方，应注意这些附料的清洁度，需认真淘洗、挑选、滤除泥沙，去除果壳。在收膏阶段，应避免火候太大，水分蒸发过快则引起粘锅结焦。盛膏方的容器应消毒烘干以备用。加工制作的场地应与制作规模相适应，并有防虫、除湿、排风、降温等措施。各个工作区域应相对分开，防止交叉污染。浓缩收膏应至"挂旗"，且旗下无滴珠。

膏滋药需经一夜冷却，第二天方能加盖。凉膏间应监测温湿度，温度控制在20℃以下，湿度控制在45%～75%；室内至少每日两次、每次半小时进行紫外线消毒；货架应保持清洁。严格要求操作人员按照膏方的操作规定进行操作，药材要经过充分浸泡，并在药材煎煮前加入足量的水，一般超过药面10cm，煎煮过程中应及时搅拌。煎煮完成后，在过滤药渣时要保证药液中的药渣去除干净（使用四层纱布过滤），并注意及时搅拌，特别是后期更要不断地搅拌。炒糖要炒透（炒至老黄色）。

第九节　膏方的服用方法

1. 冲服或含服

将每顿量膏滋放入杯中，冲入白开水搅匀，使之溶化，服下。如果方中含有较多熟地黄、山萸肉、巴戟天等滋腻药，且胶类配药剂量较大时，因其更加黏稠，较难匀入水中，应该隔水蒸化后再服，也可将其含在口中溶化服用。

2. 服用剂量

膏方的服用剂量，要根据患者的自身情况及药物的性质来决定，与其关系最密切的当是患者的消化功能，一般而言，应该从小剂量开始服用膏方，再逐步增加，其间也可根据自身具体情况做出调整。需要注意的是，极度虚弱的人或老年人，切忌求功心切，一次性大量服用；脾胃不好的人要根据胃口情况调整剂量，如每日先服用一汤匙，约10g，如果患者消化功能正常，或者病情需要，再改为早晚各一汤匙，以加强其治疗效果。一般一料膏方要服用 4 ～ 6 周，以每年冬至日服起，50 天左右，即头九至五九，或服至立春前结束，如果准备一冬服用二料方，服用时间应当适量提前。值得提醒的是，膏方最好在春节前服完，因为秋冬季人体对药物的吸收最好，到了春季，阳气升发，容易出现上火等症状。

3. 注意事项

（1）忌用茶水冲服膏方，服用膏方期间也禁饮茶水，因为茶叶会解药性而影响疗效。

（2）切忌食用萝卜，萝卜具有下气作用，会降低膏方疗效。

（3）禁食生冷硬辣油炸烧烤及不易消化的食物：脾胃虚弱的患者，不管服用膏方与否，都需要注意这点。

（4）忌食海鲜，以防海鲜之"毒"影响药物疗效。

（5）如果出现感冒、发热、咳嗽、腹泻等症状，应该暂停服用膏方，等到疾病痊愈后再服用，因为膏方本身滋腻，生病后，胃肠消化吸收功能下降，服用膏方会影响康复。

（6）服用膏方期间，患者如果出现恶心、呕吐、心慌、气短等状况，应该立即停止服用，并尽早向开具膏方的医生咨询。

第十节　服用膏方时出现状况的解决建议

尽管服用膏方的对象不同，又有体质差异、病情的差别，但膏方的总体要求是以平和为准，在辨证论治的基础上，切合个体，一般不会出现不良反应。但因为服用膏方的时间一般较长，在这过程中，可能会出现一些轻微不适，根据各人体质不同，有十种可能出现的状况。

1. 便秘

如果服用膏方后出现便秘应该首先解决便秘。方法是先停止服用膏方，如果停服后大便通畅，说明便秘与所服膏方有关，多数是因为膏方中药性太热、太燥，继续服用膏方时，应适当减轻膏方的剂量，同时在饮食中，适当增加膳食纤维的摄入，多喝水，多吃些蔬菜、水果，或者早晨起床喝一杯淡盐水或蜂蜜水，一般都能解决此类便秘问题。

2. 腹泻

服用膏方期间如果出现腹泻，应该暂时停止服用膏方。因为膏方中所含药物大多为一些补药，还包含滋腻的胶类、蜂蜜、冰糖等，腹泻期间，脾胃功能处于紊乱状态，如果继续服用膏方，脾胃负担将会进一步加重。这些补益之品，不但不能被人体吸收，造成浪费，而且还会使腹泻症状进一步加重。

3. 新发疾病

服用膏方期间，如果突然患了其他疾病，如感冒发热、咳嗽、咳痰、伤食腹泻、胸闷、腹胀等，说明此时身体情况已经发生了变化，就不能用原来的方法治疗，而是应该暂时停服膏方，立即请医生诊治，先彻底治疗所患之新病，"祛邪务尽"，否则如同"闭门留寇"，使新发之症经久难愈。只有当新病痊愈，才能继续服用膏方。

4. 皮肤瘙痒

有些患者对外界刺激特别敏感，如出汗、局部摩擦、药物过敏或者接触羽毛、染料、化妆品等物均可引起皮肤瘙痒。还有一些慢性病患者，如糖尿病、甲状腺病、肝胆系疾病、痛风、肾功能不全、神经衰弱、肠道寄生虫感染、恶性肿瘤等患者均可出现皮肤瘙痒之症。中医认为，瘙痒症与风邪、血虚、湿热等因素密切相关。此类患者在冬令选用膏方进补时，如果忘了向医生谈及自己有皮肤瘙痒的症状，而且此时又恰巧患有头痛等症，在开具膏方时加入了像全蝎、蜈蚣、蜂蜜等虫类中药，以致对此类中药过敏，即可能诱发瘙痒加剧。如果出现这种情况，应当暂时停服膏方。

5. 胸闷、腹胀

膏方能否达到治疗及补养的目的，关键依赖于脾胃功能的强弱。脾胃功能旺盛时，可以根据病情需要，酌情加用胶类等血肉有情之品补养。当脾运失健时，服用膏方，就会出现胸闷、腹胀、食欲不振、大便溏薄、舌苔厚腻等现象。此时，就不应该再强调"虚者补之"的原则，而是应该先停用膏方，加服一些调畅气机、促进运化的药物。当脾胃功能健旺、气机条畅时，便能继续服用膏方。

6. 食欲不振

如果发生食欲不振或伤食腹胀等情况，应该减少膏方的服用剂量，或者加服一些能够帮助消化的药茶，如陈皮茶、山楂茶等。通常经过及时调整，此类现象便能得到有效改善，待好转后可继续服用膏方；如果出现胃部胀满不适或消化不良等较为严重的症状，应该停服膏方数日，等症状完全消失后，减少原有膏方剂量再服。

7. 感冒发热

感冒发热时，人体的正常阴阳平衡被打破，脏腑功能也相应出现一些变化，脾胃运化功能受到影响，服用的膏方不容易被消化吸收，甚至还会引起胃部不适。所以，感冒发热时应暂时停服膏方，尽快治好感冒发热之症，再继续服用。

8. 咳嗽痰多

服用膏方期间如果出现咳嗽痰多的现象，多是由于脾胃虚弱、运化无力，膏方不能被很好地吸收利用，反而助湿生痰，进一步上乘于肺所致。此时应暂时停用膏方，立刻请医生诊治。适当用些理气健脾、止咳化痰的药，以促进脾的运化功能，从根本上解决痰多问题，待咳嗽痰多的情况好转后，再服用膏方。

9. 胃口不好、出血倾向

胃口不好一般是因为补益过腻引起的；如果有出血倾向，可能是由于药性偏温。遇到上述情况，不要将膏方轻易丢弃，应请开具膏方的医师做些修正，加用一些针对性的药与膏方同时饮服。

10. 上火

膏方多偏于温性，虽然医生在处方配制时会加入凉性药物，但仍有些人在服用膏方时会出现上火的现象，此时要注意调整饮食结构，多吃一些偏于凉性的蔬菜和水果。

第二章 心血管病膏方调治

第一节 冠心病

1. 冠心病的概念及临床表现

冠心病（coronary heart disease，CHD），全称冠状动脉粥样硬化性心脏病（coronary atherosclerotic heart disease），是指由于冠状动脉发生粥样硬化，引起管腔狭窄或闭塞，导致心肌缺血、缺氧或坏死而引起的心脏病，也称为缺血性心脏病。冠心病依据发病特点和治疗原则不同分为两大类：①慢性冠脉疾病（CAD），也称慢性心肌缺血综合征（CIS），包含稳定型心绞痛、缺血性心肌病和隐匿性冠心病；②急性冠状动脉综合征（ACS），包含不稳定型心绞痛、ST 段抬高型心梗（STEMI）和非 ST 段抬高型心梗（NSTEMI）。

冠状动脉起源于主动脉根部主动脉窦内，环绕心脏走行，其作用是为心脏提供血液、氧气，营养心肌，从而维持心脏收缩与舒张的正常功能，以保证心、脑、肾及全身组织脏器的血供；其主要分支为左冠状动脉，即左主干（LM），和右冠状动脉（RCA），左冠状动脉又分为左冠状动脉前降支（LAD）、左冠状动脉回旋支（LCX）。

冠状动脉发生粥样硬化，导致冠状动脉管壁的弹性降低、管腔狭窄、血管部分闭塞，引起冠状动脉的血流量减少、血流速度降低，冠状动脉的供血减少。当冠状动脉的供血、供氧与心肌的需血、需氧之间发生矛盾，冠状动脉的血流量不足以满足心肌代谢的需要时就引起心肌的缺血、缺氧。暂时的缺血、缺氧可诱发心绞痛的发生，而持续的、严重的缺血、缺氧便可导致心肌严重损伤、不可逆的坏死，即心肌梗死。临床表现常为心前区、胸骨后的压迫、发闷、紧缩感，可放散至背部、左侧肩部、左侧手臂内侧至小指或无名指、颈部、咽部、下颌部，范围界限不清，常为手掌大小，也有人表现为咽部的烧灼感、食道的灼热感，亦有不典型症状表现为胃痛、腹痛、牙痛、突然的听力下降、突发的打嗝不止，可伴有心悸、气短、汗出、呼吸困难、眩晕、黑矇、一过性意识丧失、恶心、呕吐，严重者自觉有濒死感；有些老年患者因反射迟钝，无明显胸痛症状，只表现为胸闷持续不缓解，这种情况也应当警惕。

心绞痛发作常持续 3～5 分钟，一般不超过半小时，多于休息或含服硝酸甘油后缓解，若疼痛剧烈且持续不缓解，则可能为急性心梗发作，此时应该紧急就医完善各项检查，寻求系统治疗。

2.中医病因病机

中医对于冠心病没有明确命名，根据临床表现，冠心病归属于中医学"胸痹""心痛""真心痛""心悸"范畴，医圣张仲景在《金匮要略》中正式提出"胸痹"一词，并做《胸痹心痛短气病脉证治》专篇论述，如"夫脉当取太过不及，阳微阴弦，即胸痹而痛，所以然者，责其极虚也。今阳虚知在上焦，所以胸痹、心痛者，以其阴弦故也"，其中提出胸痹之病因病机为"阳微阴弦"，即上焦心胸阳气不足，阴寒邪气凝聚之意，其病理基础在于"标实本虚，虚实夹杂"；再如"胸痹之病，喘息咳唾，胸背痛，短气，寸口脉沉而迟，关上小紧数，栝楼薤白白酒汤主之"，其中提到用温通心阳、化痰利气之法治疗胸阳不振、寒饮内停之胸痹证；又如"胸痹，不得卧，心痛彻背者，栝楼薤白半夏汤主之"，其中提到以涤痰降逆、温通心阳之法治疗痰饮壅盛、气机受阻之胸痹重证。

中医认为冠心病主要病机为心脉痹阻，病位在心，与肝、脾、肾密切相关，其病理基础为"标实本虚，虚实夹杂"，标实为寒凝、血瘀、气滞、痰浊痹阻胸阳，阻滞心脉，本虚则为气虚、血虚、阳虚、阴虚。在冠心病形成及发展的过程中大多由实致虚，亦有因虚致实者，且可相兼为病，如气滞血瘀、气虚血瘀、寒凝气滞、寒凝血瘀、痰瘀交阻等。

冠心病的发生多与寒邪内侵、饮食失调、情志失节、劳倦内伤、年迈体虚等因素相关。

（1）寒邪内侵：明末清初著名医家喻昌所著《医门法律·中寒门》云："胸痹心痛，然总因阳虚，故阴得乘之。"心胸阳气不足，则阴寒痰饮邪气易客，阻滞心脉。寒为阴邪，性主收引、主疼痛，既可阻碍自体阳气，使胸阳不展，血行不畅，又可使寒凝气滞，痹阻胸阳而成胸痹。

（2）年迈体虚：本病多发于老年人，年老肾气自衰，气血精渐亏，肾为先天之本，育元阴、元阳，为一身阴阳之根本，肾阳虚衰，则一身之阳不足，以致心胸失煦、心气不足、心阳不振，血脉痹阻不畅；肾阴亏虚，导致一身阴血不足，心阴亏虚，心脉失其濡养，而致胸痹。

（3）饮食失调：国医大师邓铁涛认为痰浊是冠心病形成的主要病机，脾主运化，为气血生化之源，过食肥甘厚味、辛辣醇酒，饱食后剧烈运动或过度忧思，以致脾胃受损，运化失司，痰浊内生，上犯心胸清旷之区，壅滞脉道，阻遏清阳，影响气机，心脉痹阻，发为胸痹。且痰浊阻滞日久可化瘀，呈痰瘀交阻之证。另一方面，脾胃功能减退或受损，生化乏源，气血亏虚，无力濡养心胸血脉，不荣则痛，也可发为胸痹。

（4）情志失节：肝主疏泄，主调畅一身气机，肝气郁滞不疏则气滞，气滞化火，则可灼津生痰，气滞、痰浊均可阻滞气机，气滞、痰浊日久可致血瘀阻于心胸、血脉，长此以往，气滞、痰浊、血瘀相互交阻，发为胸痹。

3.中医辨证分型及膏方调治

（1）肝郁气滞型

主症：心胸部有满闷感，或表现为闷痛、胀痛，常伴胁肋部不适甚至疼痛；或胃脘部疼痛、反酸、消化不良，打嗝或排气后胃脘不适可减轻；心思重，易生闷气，常叹气。舌苔多见薄或薄腻，脉细弦。

治法：疏肝行气止痛。

膏方：疏肝理气膏。

组成：醋柴胡100g，甘草100g，郁金250g，川芎120g，赤芍200g，茯苓200g，厚朴200g，木香120g，桂枝60g，炙甘草200g，延胡索150g，白术100g，枳壳100g，香附150g，苏梗100g，海螵蛸150g，石菖蒲100g，淡豆豉100g，陈皮150g，百合100g，薄荷50g，桃仁100g。

制法：共以水煎透，去渣再熬浓汁，加入鳖甲胶150g，冰糖100g，蜂蜜300g，黄酒500mL收膏，冷藏备用。

服法：早、晚饭后半小时服用10g，以温开水送服。

（2）气阴两虚型

主症：心胸部的隐痛，时作时止，或伴有心悸、气短、眩晕、乏力，体力活动或劳累后加重。或伴有早搏、房颤，或伴易汗出，口干，或见便秘。舌苔薄白，脉虚细缓或结代。

治法: 益气养阴, 通脉止痛。

膏方: 四君宁心膏。

组成: 人参 150g, 麦冬 120g, 五味子 90g, 当归 120g, 赤芍 100g, 白芍 150g, 川芎 150g, 熟地黄 120g, 生地黄 120g, 酸枣仁 120g, 陈皮 100g, 白术 150g, 玉竹 150g, 生黄芪 200g, 怀山药 200g, 炙甘草 200g, 木香 80g, 葛根 200g, 茯苓 150g, 茯神 150g, 神曲 100g。

制法: 共以水煎透, 去渣再熬浓汁, 加入鳖甲胶 100g, 阿胶 100g, 炼蜜 300g, 黄酒 500mL 收膏, 冷藏备用。

服法: 早、晚饭后半小时服用 10g, 以温开水送服。

(3) 痰浊闭阻型

主症: 心胸部闷痛, 或伴有心悸、气短、身重乏力、头晕恶心、倦怠嗜睡、脘闷腹胀、食少纳呆、大便稀溏。此类患者多见形体肥胖, 喜好油腻饮食, 多伴见血脂异常。舌体胖大有齿痕, 舌苔浊腻或滑腻, 脉弦滑。

治法: 豁痰散结, 通阳止痛。

膏方: 涤痰通阳止痛膏。

组成: 姜半夏 100g, 陈皮 150g, 茯苓 150g, 炒白术 150g, 丹参 150g, 山楂 150g, 瓜蒌 150g, 石菖蒲 200g, 薤白 100g, 枳实 100g, 泽泻 100g, 桂枝 100g, 党参 100g, 红曲 60g, 厚朴 100g, 荷叶 100g, 山药 100g, 百合 100g, 生地黄 100g, 苍术 150g, 香附 150g, 车前子 150g, 郁金 150g, 川芎 150g, 红花 100g。

制法: 共以水煎透, 去渣再熬浓汁, 加冰糖 200g, 琼脂 100g, 黄酒 500mL 收膏, 冷藏备用。

服法: 早、晚饭后半小时服用 10g, 以温开水送服。

(4) 心肾阴虚型

主症: 心胸部闷痛, 伴有心悸、夜间盗汗、腰膝酸软、手脚心热、头晕耳鸣、口干便秘、心烦焦虑、失眠多梦、健忘等症。舌红少苔, 脉细数。

治法: 滋阴清热, 宁心止痛。

膏方: 滋阴补心膏。

组成: 生地黄 150g, 熟地黄 150g, 西洋参 100g, 当归 120g, 天冬 100g, 麦冬 100g, 桑椹 300g, 山萸肉 100g, 杜仲 120g, 五味子 100g, 丹参 100g, 赤芍

150g，女贞子 200g，山药 150g，玄参 100g，枸杞子 100g，川芎 90g，牡丹皮 100g，泽泻 100g，北沙参 150g，肉桂 60g，龙眼肉 60g，茯苓 150g，茯神 150g。

制法： 共以水煎透，去渣再熬浓汁，加入龟甲胶 150g，鳖甲胶 150g，黄酒 500mL 收膏，冷藏备用。

服法： 早、晚饭后半小时服用 10g，以温开水送服。

（5）心肾阳虚型

主症： 胸闷气短，心悸而痛，面色㿠白，可伴有自汗出、畏寒肢冷、倦怠乏力、大便溏泄、小便清长或小便不利，或见下肢凹陷性水肿。舌淡胖，边有齿痕，苔白或腻，脉沉细迟。

治法： 温补肾阳，振奋心阳。

膏方： 温肾助阳止痛膏。

组成： 山药 200g，杜仲 150g，山萸肉 150g，枸杞子 150g，淫羊藿 200g，桂枝 150g，川芎 100g，白芍 120g，柏子仁 120g，女贞子 120g，菟丝子 150g，熟地黄 210g，桑寄生 210g，薤白 200g，炙甘草 150g，肉桂 60g，巴戟天 100g，香附 150g，制附子 90g，牛膝 150g，通草 100g，车前子 150g。

制法： 共以水煎透，去渣再熬浓汁，加阿胶 90g，鹿角胶 200g，炼蜜 300g，黄酒 500mL 收膏，冷藏备用。

服法： 早饭后半小时服用 10g，晚饭后半小时服用 15g，以温开水送服。

（6）痰瘀交阻型

主症： 胸痛如针刺，痛有定处，时作时止，入夜尤甚，或心痛彻背，背痛彻心，可伴有心悸、气短、痰多、口黏、乏力、容易疲劳，多伴随血脂异常。舌质紫暗有瘀斑，舌下络脉曲张青紫，脉弦涩。

治法： 活血止痛，豁痰散结。

膏方： 逐瘀化痰通脉膏。

组成： 川芎 210g，瓜蒌 210g，丹参 210g，延胡索 280g，益母草 280g，姜半夏 140g，枳实 100g，茯苓 210g，白术 150g，木香 80g，远志 210g，葛根 200g，炙甘草 120g，三七 90g，郁金 120g，桃仁 100g，红花 100g，桔梗 150g，当归 150g，生地黄 150g，山楂 150g，皂刺 50g，赤芍 200g，地龙 100g。

制法： 共以水煎透，去渣再熬浓汁，加阿胶 50g，木糖醇 200g，黄酒 500mL 收膏，冷藏备用。

服法：早、晚饭后半小时服用 15g，以温开水送服。

（本节作者：孙晓宁）

第二节　慢性心衰

1. 慢性心衰的概念及临床表现

心力衰竭（heart failure，HF）是各种心脏结构或功能性疾病导致心室充盈和（或）射血功能受损，心排血量不能满足机体组织代谢需要，以肺循环或体循环淤血，器官、组织血液灌注不足为临床表现的一组综合征，根据疾病进程可分为慢性心衰和急性心衰。慢性心衰为各种器质性心脏病的终末阶段，是 21 世纪心血管领域两大挑战之一。

慢性心衰在临床上分为左心衰、右心衰以及全心衰。左心衰竭以肺循环淤血及心排血量降低为主要特征，具体表现包括肺循环淤血引起的不同程度的呼吸困难，如运动及劳累后的呼吸困难、平卧时的呼吸困难、夜间阵发性的呼吸困难、咳嗽、咳痰、咯血等；以及血液灌注不足引起的乏力、疲惫、运动耐量减低、头晕、心悸、肾功能减退等症状。右心衰竭以体循环淤血为主要特征，具体表现包括肝淤血引发的消化道症状如腹胀、恶心、呕吐、纳差等；以及体循环淤血导致的下肢对称性凹陷性水肿，颈静脉充盈、搏动增强，肝脏增大，右心室的扩大等。

2. 病因

慢性心衰患者多存在原发疾病，其基本病因主要包含两方面：心肌的损害以及心脏负荷的增大。

（1）冠心病、高血压：是慢性心力衰竭的最主要病因。

（2）冠状动脉疾病导致心肌缺血性损害：如心肌梗死、慢性心肌缺血；炎症和免疫性心肌损害如心肌炎、扩张型心肌病。

（3）遗传性心肌病：如家族性扩张型心肌病、肥厚型心肌病、右室心肌病、心肌致密化不全等。

（4）其他疾病：如糖尿病、甲状腺疾病、药物中毒、酒精损害、结缔组织病等引起的继发性心肌损害。

高血压、主动脉瓣狭窄、肺动脉高压、肺动脉狭窄等原因可增加左、右心室收缩期射血阻力，导致心脏后负荷增大，心肌代偿性肥厚以克服射血阻力、保证射血量，久之心脏的结构、功能发生改变；心脏瓣膜关闭不全、先天性心脏病、慢性贫血、甲亢、围生期心肌病、体循环动静脉瘘等原因可导致心脏的容量负荷增加，早期心室腔代偿性扩大，心肌收缩功能尚能代偿，但当心脏的结构及功能的改变超出一定限度后，心脏即失去代偿能力，影响功能。

3. 中医病因病机

中医对于慢性心衰并无明确对应命名，根据临床表现将其归属中医"心悸""怔忡""水肿""喘证""痰饮"范畴。关于心衰症状和病机的记载最早见于《灵枢·胀论》："心胀者，烦心短气，卧不安。"《素问·五脏生成论》曰："赤，脉之至也，喘而坚，诊曰有积气在中，时害于食，名曰心痹，得之外疾，思虑而心虚，故邪从之。"汉代张仲景提出与心衰相关的"心水""支饮"疾病概念，《金匮要略·水气病脉证并治》曰："心水者，其身重而少气，不得卧，烦而躁，其人阴肿。"《金匮要略·痰饮咳嗽病脉证并治》曰："水在心，心下坚筑，短气，恶水不欲饮"，"支饮不得息，葶苈大枣泻肺汤主之"，并提出以真武汤、葶苈大枣泻肺汤等治疗。西晋王叔和在《脉经》中首次提出"心衰"病名，并在治疗上提出"固转孔穴，利其溲便，遂通水道，甘液下流，亭其阴阳，喘息则微，汗出正流，肝著其根，心气因起，阳行四肢，肺气亭亭，喘息则安"。1997年《中医临床诊疗术语》进一步规范"心衰"病名，明确指出本病为"因心病日久，阳气虚衰，运血无力，或气滞血瘀，心脉不畅，血瘀水停，以喘息心悸，不能平卧，咳吐痰涎，水肿少尿为主要表现的脱病类疾病"。

中医认为心衰之病机为心之气、血、阴、阳虚衰，脏腑功能失调，心失所养，血脉瘀阻。病位在心，与肺、脾、肾、肝密切相关。其病理性质总属本虚标实，本虚为心之气、血、阴、阳亏虚，标实为瘀血、痰浊、水饮、气滞影响血脉的运行。张艳教授认为："慢性心衰以心气虚为主，心血瘀阻、痰湿水停是标实的表现，气虚血瘀水停之病机贯穿慢性心衰的始终。慢性心衰在临床中早期以气虚血瘀证为主，中期以气阴两虚兼血瘀证多见，晚期以阳虚水泛证多见。"

本病发生与外感风寒湿、风湿热、疫毒，饮食不节，情志失调，年老久病，劳逸失度，禀赋异常相关。

（1）外感：久居潮湿之地，风寒湿邪内侵，损伤血脉而成痹证，迁延日久，内舍于心，瘀血内阻，心阳受遏，心气鼓动无力，心脉痹阻；或外感风湿热、疫毒邪气，内陷于心包，损及于心，致心之气血阴阳俱损。

（2）饮食不节：饮食喜好肥甘厚味、嗜食辛辣醇酒、饥饱无常，损伤脾胃，气血生化乏源，心脉失养；脾之运化失司，痰浊内生，上犯于心，心脉痹阻，心阳郁遏，日久发为心衰。

（3）情志失调：肝主疏泄，忧思恼怒，肝气郁滞，一身气机受阻，气滞则血滞，瘀血内阻，血不利则为水，气滞、血瘀、水饮互相影响、互为因果，日久发为心衰。

（4）劳逸失度：过劳耗气，心气无力推动；过逸少动，心气运行不畅，可致心血瘀滞，心脉失养，心阳受遏，发为心衰。

（5）年老久病：年老体虚或久患心悸、胸痹等证，一身阴阳俱损，阳虚无力鼓动心阳、阴虚不能上济心火、血虚心脉失其濡养，发为心衰。

4.中医辨证分型和膏方调治

（1）气虚血瘀型

主症： 胸闷，气短，劳累或活动后心悸、气短加重，疲乏无力，语声低微，面色淡白，或见自汗、胸闷痛，或见阵发性刺痛，痛处固定、拒按。唇甲可见青紫。夜间憋醒，舌质暗淡或有瘀斑，脉沉涩或无力。

治法： 益气活血，强心通脉。

膏方： 强心通脉膏。

组成： 生黄芪300g，人参250g，茯苓300g，茯神200g，当归150g，丹参150g，益母草250g，红花150g，川芎150g，葶苈子150g，白术200g，炙甘草200g，桂枝200g，延胡索150g，白芍200g，山药300g，枳壳200g，防风100g，制附子100g，车前子150g，木香150g，香附100g。

制法： 共以水煎透，去渣再熬浓汁，加阿胶 250g，鹿角胶 150g，炼蜜 150g，黄酒 500mL 收膏，冷藏备用。

服法： 早饭后半小时服用 15g，晚饭后半小时服用 10g，以温开水送服。

（2）气阴两虚兼血瘀型

主症： 心悸、气短，倦怠懒言，口渴，面色少华，五心烦热，头晕目眩，胸闷隐痛，遇劳则甚，腰膝酸软，双下肢水肿。舌偏红而干或有齿痕，脉细弱无力或结代。

治法： 益气养阴，活血通络。

膏方： 生脉活血膏。

组成： 人参 250g，麦冬 300g，生地黄 250g，五味子 250g，白术 200g，黄芪 300g，丹参 250g，红花 200g，茯苓 250g，当归 200g，益母草 250g，黄精 250g，远志 200g，葶苈子 250g，白芍 200g，川芎 200g，茯神 250g，炙甘草 300g，杜仲 150g，陈皮 200g，桃仁 200g，桂枝 100g，三七 90g，山楂 150g。

制法： 共以水煎透，去渣再熬浓汁，加阿胶 250g，鳖甲胶 150g，炼蜜 250g，黄酒 500mL 收膏，冷藏备用。

服法： 早饭后半小时服用 15g，晚饭后半小时服用 10g，以温开水送服。

（3）阳虚水泛型

主症： 心悸、眩晕、胸闷气短、胸脘痞满、腹胀，稍活动即明显加重，畏寒肢冷、小便短少，下肢浮肿，严重者可见胸水、腹水、全身浮肿，水气凌心射肺则心慌不能平卧、咳白痰或泡沫样痰。舌淡白或紫暗、脉沉细或沉微欲绝。

治法： 温阳利水，强心通脉。

膏方： 强心利水膏。

组成： 茯苓 300g，猪苓 200g，白芍 250g，白术 300g，附子 100g，桂枝 250g，赤芍 200g，桑白皮 250g，葶苈子 250g，泽泻 200g，丹参 300g，红花 200g，黄芪 300g，太子参 250g，生姜 300g，牛膝 200g，川芎 250g，车前子 150g，熟地黄 200g，远志 300g，仙茅 200g，淫羊藿 200g，山药 200g，薤白 200g，炙甘草 100g。

制法： 共以水煎透，去渣再熬浓汁，加阿胶 250g，鳖甲胶 150g，炼蜜 200g，黄酒 500mL 收膏，冷藏备用。

服法：早、晚饭后半小时服用 15g，以温开水送服。

（本节作者：孙晓宁）

第三节　心律失常

1. 心律失常的概念及临床表现

人的心脏在正常情况下，以一定范围的频率有规律地进行搏动。引起心搏的冲动起源于窦房结（sinoatrial node，SAN），以一定的顺序和速度传导至心房和心室，协调心脏各部位收缩，形成一次心搏，周而复始，形成了正常的节律。心律失常（cardiac arrhythmia）是指心脏冲动的频率、节律、起源部位、传导速度或激动次序的异常。

依据发作时心率的快慢，分为快速性心律失常和缓慢性心律失常，前者包含各种类型的期前收缩、心动过速、快速型房颤、室颤等；后者包含各种类型的传导阻滞、窦性心动过缓、逸搏、窦性停搏、长间歇等。

心律失常的类型不同，其临床表现各异，轻度的心律失常多无明显不适，严重的心律失常可引起血流动力学发生变化，产生某些症状，如心悸、胸闷、气短、汗出、血压降低、眩晕、黑矇及一过性的意识丧失，甚至阿–斯综合征，严重者可发生猝死。对于心律失常的诊断主要依靠心电图或电生理检查，并结合病史及发作时主要症状和体征。临床上主要依靠手术治疗如射频消融术、起搏器植入术、ICD 植入术，以及药物治疗。

2. 中医病因病机

中医对心律失常没有明确命名，依据临床表现将其归属为"心悸""胸痹""眩晕""昏厥""脉迟证""脉缓证"等范畴。《素问·至真要大论》中"心澹澹大动"与《灵枢·本神》中"心怵惕"是关于心律失常症状最早的记载，其中认为病因有宗气外泄，心脉不通，突受惊恐，复感外邪等。《素问·三部九候论》曰："参伍不调者病"，最早提到脉律不齐是疾病的表现。东汉张仲景《金匮要略》曰："寸口脉动而弱，动则为惊，弱则为悸"，提出"惊悸""心下悸""心动悸"等病名，并以"炙甘草汤"等进行治疗。清代医家王清任在《医林改错》中论述瘀血内阻可致心悸怔忡，记载了运用"血府逐瘀汤"治疗心悸。

现代医家刘渡舟认为心悸病因主要有二：一为心虚失养心悸，二为心被邪扰作悸。中医认为心悸之基本病机主要分为心虚失养、心受邪扰两方面，其病位在心，与脾、肾、肺、肝四脏功能失调密切相关。脾胃为气血生化之源，若脾不生血，心血不足，心神失养则生悸；脾主运化水湿，若脾失健运，痰湿内生，扰动心神，心神不安则生悸。心火与肾水上下相济，阴阳得以制约平衡，若肾阴不足，不能上制心火，火热上扰，可发为悸；肾主一身阳气，心阳亦赖于肾阳，若肾阳亏虚，心阳失于温煦，亦可发为心悸。肺主一身气机，若肺气亏虚，不能主治节以助心脉，心脉运行不畅则心悸不安。肝主疏泄，若肝气郁滞，气滞血瘀，致使心脉瘀阻不畅，或气郁化火，火热上扰，都可引起心悸。

心悸之发病，或由惊恐恼怒，动摇心神，致心神不宁而为悸；或因久病体虚，劳累过度，耗伤气血，心神失养而为悸；若虚极邪盛，便可无惊自悸，时有发作，则成怔忡。

（1）久病体虚：久病迁延，邪耗气血，年老体弱，生化乏源，过度劳累，耗气伤津，均可致一身气血阴阳不足，心脉失养，发为心悸。

（2）饮食不节：饮食好油腻滋味、嗜酒肉辛辣之品，易化火生痰，痰火胶结，上扰心神，发为心悸；脾胃之气耗损，气血生化不足，心虚失养，神不潜藏，发为心悸。

（3）突受惊恐：平素体弱心虚胆怯者，若突受惊恐，心神动摇，不能自主，可突发心悸。

（4）药物损害：服用有毒药物或应用药物过量，如各种抗心律失常药物、附子、何首乌、肾上腺素、阿托品等，可损害心气，发为心悸。

本病为本虚标实之证，其本为气血不足，阴阳亏损，其标为气滞、血瘀、痰浊、水湿，虚实间可以相互转化，临床上多表现为虚实夹杂之证。如实证日久，耗伤正气，可分别兼见气、血、阴、阳之亏损；虚证也可因虚致实，而兼有实证表现，如临床上阴虚生内热者常兼见火热或痰热，阳虚不能化湿邪者可并见水湿、痰浊邪气壅盛，气血不足、运行不畅易出现气虚血瘀之证。

3. 中医辨证分型及膏方调治

（1）血虚胆怯型

主症：胆小，易受惊恐，心悸不宁，坐卧不安，害怕听到巨大声响，眠差多梦而易惊醒，面色少华，神疲乏力。舌淡，苔薄白，脉细数或细弦。

治法：平惊定志，养血安神。

膏方：定志安神膏。

组成：茯苓300g，茯神250g，远志250g，生地黄200g，熟地黄150g，人参150g，白芍200g，酸枣仁200g，川芎250g，龙眼肉250g，柏子仁200g，当归200g，龙齿150g，石决明200g，陈皮300g，法半夏100g，牡蛎250g，竹茹150g，麦冬200g，炙甘草100g。

制法：共以水煎透，去渣再熬浓汁，加阿胶150g，炼蜜200g，黄酒500mL收膏，冷藏备用。

服法：早、晚饭后半小时服用15g，以温开水送服。

（2）痰火扰心型

主症：心悸时作时止，自觉心率过快，可伴胸闷不适，心烦、入睡困难、睡时多梦，口苦咽干、耳鸣、腰酸、头晕目眩，大便干、小便赤。舌红，苔黄腻，脉弦细数。

治法：滋阴清热，化痰宁心。

膏方：清心温胆膏。

组成：茯苓250g，姜半夏100g，瓜蒌200g，枳壳150g，石决明200g，牡蛎250g，牡丹皮200g，竹茹250g，茯神250g，陈皮300g，龙齿150g，白芍200g，赤芍200g，苦参100g，甘松200g，栀子100g，当归150g，白术200g，黄连100g，百合100g，生地黄100g。

制法：共以水煎透，去渣再熬浓汁，加炼蜜150g，琼脂100g，黄酒500mL收膏，冷藏备用。

服法：早、晚饭后半小时服用15g，以温开水送服。

（3）阴虚火旺型

主症： 心烦而悸，烘热汗出，或伴有夜间手脚心热、口渴咽干、眼目干涩、耳鸣阵阵、腰膝酸软、小便短赤、大便干燥。舌红少苔，脉细弦。

治法： 滋阴清热，宁心安神。

膏方： 育阴清热定悸膏。

组成： 西洋参100g，麦冬150g，生地黄200g，丹参150g，玄参150g，桔梗200g，五味子150g，牡丹皮150g，赤芍150g，天花粉100g，远志150g，茯神200g，茯苓200g，百合150g，天冬100g，炙甘草200g，知母100g，玉竹150g，北沙参150g，海螵蛸150g，当归100g。

制法： 共以水煎透，去渣再熬浓汁，加龟甲胶150g，阿胶100g，黄酒500mL收膏，冷藏备用。

服法： 早饭后半小时服用10g，晚饭后半小时服用15g，以温开水送服。

（4）气滞血瘀型

主症： 心悸时作，可伴胸闷、胸痛时作，与情绪相关，善太息，常伴胁肋部不适，或兼胃脘不适。唇舌紫暗，脉弦涩或结代。

治法： 活血化瘀，理气通络。

膏方： 疏肝活血定悸膏。

组成： 丹参210g，延胡索280g，益母草280g，枳壳200g，陈皮300g，生地黄200g，全当归250g，甘草100g，郁金250g，木香70g，白术150g，甘松200g，桃仁100g，红花100g，桔梗150g，香附200g，三七50g，法半夏80g，赤芍200g，柴胡150g，川芎150g，枳壳150g。

制法： 共以水煎透，去渣再熬浓汁，加鹿角胶100g，阿胶150g，炼蜜200g，黄酒500mL收膏，冷藏备用。

服法： 早饭后半小时服用10g，晚饭后半小时服用15g，以温开水送服。

（5）心肾阳虚型

主症： 心悸时作，伴胸闷、乏力、气短，动则尤甚，可伴见畏寒肢冷、少气懒言、面色淡白、腰膝酸软，失眠多梦，阳痿、早泄，小便清长。舌淡苔白，脉沉细弱。

治法： 温补心肾阳气，安神定悸。

膏方： 补肾养心膏。

组成：桂枝 300g，生地黄 200g，熟地黄 300g，炙黄芪 250g，当归 150g，丹参 200g，山药 300g，石决明 100g，茯苓 200g，茯神 250g，远志 250g，首乌藤 200g，枸杞子 200g，山萸肉 200g，巴戟天 200g，炙甘草 300g，菟丝子 200g，杜仲 250g，附子 80g，赤芍 200g，川芎 150g，肉苁蓉 200g，五味子 120g。

制法：共以水煎透，去渣再熬浓汁，加鹿角胶 150g，炼蜜 100g，饴糖 150g，黄酒 500mL 收膏，冷藏备用。

服法：早、晚饭后半小时服用 15g，以温开水送服。

（6）水饮凌心型

主症：心悸时作，伴胸闷胀满，乏力、气短，张口抬肩，渴不欲饮，下肢浮肿，可伴眩晕、恶心、呕吐，或出现喘促、不能平卧、夜间憋醒，小便少。舌淡胖，苔滑，脉滑或浮大。

治法：温阳宁心，化气行水。

膏方：温阳利心膏。

组成：茯苓 300g，桂枝 300g，车前子 200g（包煎），白术 250g，猪苓 200g，炙甘草 300g，五加皮 250g，葶苈子 250g，杏仁 200g，桔梗 200g，枳壳 250g，厚朴 200g，丹参 100g，川芎 200g，陈皮 300g，黄芪 300g，白芍 200g，泽兰 200g，砂仁 150g，当归 150g，白豆蔻 150g，淡豆豉 100g，鸡内金 100g。

制法：共以水煎透，去渣再熬浓汁，加鹿角胶 150g，琼脂 100g，阿胶 100g，黄酒 500mL 收膏，冷藏备用。

服法：早饭后半小时服用 15g，晚饭后半小时服用 10g，以温开水送服。

（本节作者：孙晓宁）

第四节 心肌病

1. 心肌病的概念及临床表现

心肌病是一组异质性心肌疾病，由不同病因（遗传性多见）引起的心肌病变，导致心肌机械功能和（或）心电功能障碍，常表现为心室肥厚或扩张，严重者会导致进行性心力衰竭或心源性死亡。

根据病因和病理特点通常分为原发性心肌病和继发性心肌病，其中原发性心肌病主要包括扩张型心肌病、肥厚型心肌病、限制型心肌病、右心室发育不良型心肌病、左心室致密化不全心肌病等；继发性心肌病主要包括感染性心肌病、心动过速性心肌病、围生期心肌病、心脏气球样变等。

临床上以扩张型心肌病、肥厚型心肌病和限制型心肌病较多见。

（1）扩张型心肌病

扩张型心肌病多由于心肌纤维化，导致心腔扩大、室壁变薄、心肌收缩力减弱。临床表现为活动后的呼吸困难及运动耐量下降，若病情进展可出现左心功能衰竭及右心功能衰竭的全身表现，或出现血栓附壁形成，亦可出现心律失常，如房性期前收缩、室性期前收缩、心房颤动、房室传导阻滞等，严重者出现阿－斯综合征引起死亡。

针对扩张型心肌病，临床上主要进行抗心力衰竭、抗心律失常及抗栓治疗，严重心力衰竭药物治疗无效者可考虑心脏移植。

（2）肥厚型心肌病

肥厚型心肌病是一种遗传性心肌病，是青少年和运动猝死的主要原因。其病理表现为心室肥厚，尤其是室间隔肥厚，依据左室流出道是否梗阻，可分为梗阻性和非梗阻性肥厚型心肌病。其临床表现可见乏力及劳力性呼吸困难，亦可伴有心律失常（以房颤多见），其中三分之一患者可伴劳力性胸痛，部分患者可于运动后出现昏厥。

临床上主张对症治疗，常用 β 受体阻滞剂及非二氢吡啶类钙通道阻滞剂以改善梗阻症状；发生持续性房颤者，应用抗心律失常及抗凝药物进行治疗；后期若出现进行性心力衰竭，应进行抗心衰治疗。对于药物治疗无效、心功能达到 III～IV 级者，若存在严重流出道梗阻（压力阶差＞50mmHg），考虑行室间隔切除或消融术治疗。

（3）限制型心肌病

限制型心肌病是由于心肌纤维化、炎症细胞浸润、心内膜瘢痕形成导致心室壁僵硬度增加、舒张功能降低、充盈功能受限，导致心房增大、静脉回流受阻，引起右心功能衰竭。其临床表现为活动耐量下降、乏力、呼吸困难，及肝淤血、腹水、全身水肿等右心衰竭表现。

原发性限制型心肌病无特异性治疗手段，主要为避免劳累、呼吸道感染等引起心衰加重的病因，及对症治疗。

2.中医病因病机

中医对于心肌病并无明确命名，依据临床表现将其归属于"心悸""胸痹""水肿""喘证""痰饮"范畴。心肌病的病因包含内因和外因两方面，内因包括先天禀赋不足、内伤七情；外因包含外感六淫、劳累过度、饮食不节、病久失治等。其病位在心，与肺、脾、肾密切相关。

一般而言，本病早期主要病变在心肺，病久累及脾肾，导致心血瘀阻，水饮泛溢而为病。素体肥胖或嗜食肥甘、辛辣滋味，脾胃受损，聚湿成痰，阻滞气机，其性黏滞难去，阻于心络，可导致胸闷、胸痛、心悸等症，痰浊留而不去，结聚成形，息而成积，可导致心体增大。痰阻于肺络，肺失宣发肃降而导致咳嗽、喘息、痰多、胸闷等症。痰湿中阻，则见纳呆、脘闷、腹胀、恶心欲吐等症。

病延日久，正气大衰，心肾阳虚，胸阳虚衰，心脉痹塞，则胸闷、胸痛加剧；瘀血日久阻于心络，血不利则为水，阳气不足，难以化水，水饮内停，上凌心肺，则喘急气短，咳吐泡沫样痰，夜晚尤甚，不能平卧；泛溢肌肤，则肢体凹陷性水肿。

3.中医辨证分型及膏方调治

（1）心气虚弱型

主症： 胸闷时痛、气短乏力、心悸不宁，活动后加重，可伴胆怯、畏惧巨大声响、怕冷、自汗出，面色苍白，入睡困难，睡时多梦。舌质淡红，边有齿痕，苔白润，脉细结代。

治法： 益气养心，活血通络。

膏方： 补气养心膏。

组成： 党参200g，黄芪300g，白术250g，麦冬250g，白芍200g，川芎200g，生地黄150g，熟地黄200g，桂枝200g，茯苓150g，瓜蒌150g，当归200g，酸枣仁150g，炙甘草100g，茯神150g，柏子仁100g，远志100g，五味子100g，夏曲100g。

制法： 共以水煎透，去渣再熬浓汁，加阿胶100g，鹿角胶100g，炼蜜100g，黄酒500mL收膏，冷藏备用。

服法： 早饭后半小时服用15g，晚饭后半小时服用10g，以温开水送服。

（2）气阴两虚型

主症： 心悸少寐，胸闷隐痛，活动后加剧，气促，动则喘息不宁，或伴见自汗、盗汗、神疲倦怠、头晕、口干、便秘。舌质红，脉细弱或细数。

治法： 益气固心，养阴复脉。

膏方： 益气养阴救心膏。

组成： 人参250g，麦冬300g，生地黄250g，五味子250g，白术200g，黄芪300g，丹参250g，茯苓250g，益母草150g，黄精250g，远志200g，葶苈子150g，白芍200g，川芎150g，茯神250g，炙甘草300g，杜仲150g，陈皮200g，当归200g。

制法： 共以水煎透，去渣再熬浓汁，加阿胶150g，鳖甲胶100g，炼蜜100g，黄酒500mL收膏，冷藏备用。

服法： 早、晚饭后半小时服用10g，以温开水送服。

（3）心肾阳虚型

主症： 头晕乏力，畏寒肢冷，得温热则舒，遇冷则胸闷胸痛即发，伴腰膝酸软、小便清长、尿频或小便不利，或见下肢凹陷性浮肿。舌质淡，苔白腻，脉细沉。

治法： 温阳利水，补养心肾。

膏方： 补阳益心膏。

组成： 人参200g，黄芪300g，当归200g，白术250g，茯苓250g，猪苓150g，益母草300g，麦冬200g，五味子200g，葶苈子150g，川芎200g，桂枝250g，延胡索150g，山药300g，杜仲150g，远志300g，仙茅200g，淫羊藿200g，车前子200g，通草100g，白芍100g，制附子100g，神曲100g。

制法： 共以水煎透，去渣再熬浓汁，加阿胶250g，鹿角胶250g，炼蜜200g，黄酒500mL收膏，冷藏备用。

服法： 早、晚饭后半小时服用15g，以温开水送服。

（本节作者：孙晓宁）

第五节　低血压

1. 低血压的症状及临床表现

低血压是由于人体心血管系统调节功能出现问题或血容量不足时，引起的收缩压和舒张压低于正常值，并维持一定时间，多具有家族遗传性，女性患病率高于男性。我国健康的成年人安静时的动脉血压正常值为 90 ～ 140/60 ～ 90mmHg。一般成年人若血压测量多次，其收缩压小于90mmHg，舒张压小于60mmHg时，可诊断为低血压。根据病因可分为生理性和病理性低血压，根据起病形式可分为急性和慢性低血压。

部分低血压患者完全没有症状，有些人则会出现耳鸣、头痛、头晕、眼花、出虚汗、消化不良、四肢冰冷、手脚发麻、疲倦、心情抑郁、思考力减退、注意力不集中、听力下降等表现，严重者会出现心悸、少尿、眩晕、黑矇，甚至发生突然的晕厥、休克。

血压偏低会导致机体重要脏器、组织的灌注不足，心脏的冠状动脉灌注不足可能会引发心绞痛、心肌梗死。脑灌注不足时，可能会出现头晕、突然的昏厥。一旦发生突然的晕厥，很容易造成骨折等外伤。对于老年人来讲，本身脑动脉硬化，血压的降低会增加脑梗死、脑缺血和脑缺氧的患病风险，而已经患有脑梗死的患者，血压降低时，其临床症状可能会加重。血压水平持续过低，肾脏长期灌注不足，容易影响肾功能。

2. 中医病因病机

中医对于低血压没有明确的诊断，依据其临床表现将其归属于"心悸""眩晕""虚劳""厥证"范畴。本病多由于体质虚弱，气、血、阴、阳亏虚，脉道失充而致，其病机围绕一个"虚"字，与心、脾、肝、肾四脏相关。病因包括先天禀赋不足、饮食失节、劳逸不当、情志失调等。

肾为先天之本、阴阳之根，先天不足，肾气不充，累及后天，脾土失运，气血生化乏源，故可见形体瘦弱、四肢乏力、精神萎靡、手足不温等症；肾主骨生髓，肾精不足，髓海失养，遂生眩晕、耳鸣、健忘、眼花、腰膝酸软等症。部分年轻人追求动人身材，却不讲究正确方法，少食少饮，杜绝主食，以致气血化生不足，精气亏虚；或以水果代餐，大部分水果性质偏于阴寒，食用过多，消耗脾胃阳气；甚至于饥饿同时大量运动、大量汗出，伤津耗液，损害脾气，长此以往形体虽得消瘦，但却大亏气血，致畏寒怕冷、手足失温、食欲减退、心悸失眠，某些女子出现月经失调甚至经停。

中医认为"久卧伤气、久坐伤肉"，坚持规律、适度的运动，才能够气机条达、血脉通畅、气血化生有常，长期缺乏运动、过逸而恶劳，也可以导致脾气虚弱、血脉不畅、气血不足。脾主运化，饮食物依靠脾胃运化成为人体气血津液，忧思伤脾，脾失健运，生化失职，运化失常，则可见眩晕、乏力、懒言、失眠、食后腹胀等症。

3. 中医辨证分型及膏方调治

（1）气血亏虚型

主症：血压偏低，伴心悸，神疲乏力，少气懒言，健忘，嗜睡多梦，精神萎靡，面色淡白。舌淡苔白，脉细弱。

治法：补气健脾，养心补血。

膏方：八珍加减升压膏。

组成：当归250g，黄芪300g，党参300g，升麻100g（后下），柴胡100g，白术200g，陈皮250g，山药250g，茯神200g，生龙骨200g，生牡蛎200g，生地黄250g，麦冬200g，酸枣仁200g，熟地黄250g，川芎150g，白芍200g，炙甘草300g，大枣200g。

制法：共以水煎透，去渣再熬浓汁，加阿胶150g，鹿角胶100g，炼蜜100g，黄酒500mL收膏，冷藏备用。

服法：早饭后半小时服用15g，晚饭后半小时服用10g，以温开水送服。

（2）气阴两虚型

主症：血压偏低，可伴见心悸失眠，头晕目眩，遇动遇劳则甚，精神萎靡，口干咽燥，面色萎黄。舌红少苔，脉细数。

治法：益气养阴，养心安神。

膏方：养阴生脉膏。

组成：党参250g，黄芪300g，五味子250g，麦冬300g，生地黄250g，熟地黄250g，茯神250g，远志200g，白术200g，陈皮250g，当归200g，柏子仁120g，白芍200g，川芎150g，木香80g，桑寄生120g，葛根200g，炙甘草300g，枳壳150g。

制法：共以水煎透，去渣再熬浓汁，加入龟甲胶100g，阿胶100g，冰糖100g，黄酒500mL收膏，冷藏备用。

服法：早饭后半小时服用15g，晚饭后半小时服用10g，以温开水送服。

（3）心肾阳虚型

主症：血压偏低，可伴见心悸眩晕，或胸闷、神倦嗜卧、腰背酸痛、形寒肢冷、面色苍白、便溏、阳痿遗精。舌淡或淡胖有齿痕或紫暗，苔白，脉细弱或沉迟。

治法：温补心肾，振奋阳气。

膏方：补肾助阳膏。

组成：熟地黄300g，山萸肉180g，山药250g，茯苓250g，茯神250g，桂枝200g，党参200g，杜仲250g，当归200g，枸杞子200g，黄芪300g，牡丹皮

150g，菟丝子200g，白芍200g，生地黄200g，升麻100（后下）。

制法：共以水煎透，去渣再熬浓汁，加阿胶100g，鹿角胶100g，炼蜜100g，黄酒500mL收膏，冷藏备用。

服法：早饭后半小时服用15g，晚饭后半小时服用10g，以温开水送服。

（4）肾精不足型

主症：血压偏低，可伴见头晕目眩，心悸健忘，腰膝酸软，神疲乏力，脱发，口干咽燥，五心烦热，眠差盗汗，大便干结。舌红苔少，脉细弦。

治法：补肾填精，益阴生脉。

膏方：填精生脉膏。

组成：熟地黄300g，生地黄300g，枸杞子250g，升麻100g（后下），山药250g，牡丹皮200g，泽泻200g，五味子150g，黄精250g，知母150g，茯苓200g，茯神200g，黄柏150g，牛膝200g，天冬200g，麦冬150g，桑椹100g，黄芪300g，女贞子100g，火麻仁100g。

制法：共以水煎透，去渣再熬浓汁，加阿胶150g，鳖甲胶150g，炼蜜50g，黄酒500mL收膏，冷藏备用。

服法：早饭后半小时服用15g，晚饭后半小时服用10g，以温开水送服。

（本节作者：孙晓宁）

第五节　高血压

1. 高血压的概念及临床表现

高血压是以体循环动脉压升高为主要特征，可伴有心、脑、肾等器官功能或器质性损害的心血管综合征，是卒中和冠状动脉疾病的主要危险因素。全世界目前有近14亿成年人患有高血压，该病的病程长、进展缓慢，高血压的防治已经成为全球性的难题。

临床上根据是否存在原发疾病，将其分为原发性高血压（essential hypertension）和继发性高血压（secondary hypertension）。目前我国采用的血压分类和标准如下：

血压水平分类和定义（单位：mmHg）

分类	收缩压		舒张压
正常血压	＜ 120	和	＜ 80
正常高值血压	120 ～ 139	和（或）	80 ～ 89
高血压	≥ 140	和（或）	≥ 90
1 级高血压（轻度）	140 ～ 159	和（或）	90 ～ 99
2 级高血压（中度）	160 ～ 179	和（或）	100 ～ 109
3 级高血压（重度）	≥ 180	和（或）	≥ 110
单纯收缩期高血压	≥ 140	和	＜ 90

注：当收缩压和舒张压属于不同分级时，以较高的级别作为标准。以上标准适用于任何成年男性和女性。

高血压起病缓慢，常无特殊临床表现或症状不明显，且因人而异。多于劳累、精神紧张、情绪波动后发生血压升高，可伴有头晕、头痛、颈项板紧、疲劳、焦虑、心悸等症状，部分患者休息后可恢复正常。原本患有高血压的病人在某些因素的刺激下，血压突然明显升高（超过 180/120mmHg），出现剧烈头痛、呕吐、心悸、眩晕等症状，甚至神志不清、抽搐，称为高血压急症。

高血压可导致脑、心、肾、周围血管等靶器官损伤。靶器官受损的早期可无明显症状，病情逐渐进展则会影响器官功能。

（1）心脏：长期血压过高，可引起心肌细胞肥大、间质纤维化，导致左心室肥厚和扩张，称为高血压性心脏病，可进展为心力衰竭，出现胸闷、咳嗽、呼吸困难等症状。

（2）脑：长期高血压引起脑动脉发生粥样硬化，粥样斑块破裂可引起脑血栓形成，导致脑梗死、脑出血等疾病发生。

（3）肾脏：长期持续高血压引起肾小球纤维化、萎缩，肾动脉硬化，导致肾脏缺血、肾单位坏死，引起慢性肾衰。

（4）视网膜：高血压引起眼底动脉痉挛、硬化，视网膜渗出、出血，长期失治可能会导致失明。

2. 发病的相关因素

（1）原发性高血压：约占所有高血压的95%，目前病因未明确，研究表明可能与以下因素相关：

①遗传因素：高血压具有明显的家族遗传性，约60%高血压患者具有家族遗传史。

②饮食习惯因素：长期摄入过多钠盐、饱和脂肪酸、高蛋白质或大量饮酒均可引起血压的升高。

③精神、心理、社会因素：从事高度紧张职业的脑力劳动者，其高血压的患病率比体力劳动者高，长期生活在噪音环境中，其高血压患病率也高于常人。

④吸烟因素：吸烟可以促进去甲肾上腺素释放，引起血压升高。

⑤体重因素：体重增加是血压升高的重要危险因素。流行病学资料显示，肥胖者患高血压的概率比正常人高2～4倍，而腹型肥胖患者更易发生高血压。

（2）继发性高血压：约占所有高血压的5%，可由以下疾病引起：

①肾脏疾病：肾小球肾炎、慢性肾盂肾炎、肾动脉狭窄、肾肿瘤、多囊肾等。

②内分泌疾病：嗜铬细胞瘤、原发性醛固酮增多症、甲状腺功能亢进、甲状腺功能减退、甲状旁腺功能亢进等。

③心血管疾病：主动脉瓣关闭不全、完全性房室传导阻滞、主动脉缩窄、多发性大动脉炎等。

④颅脑病变：脑肿瘤、脑外伤、脑干感染等。

⑤其他疾病：睡眠呼吸暂停综合征、妊娠高血压综合征、红细胞增多症等。

⑥应用某些药物：口服避孕药、非甾体抗炎药、肾上腺皮质激素、拟交感神经药、麻黄碱等。

3. 中医病因病机

依据临床症状，将原发性高血压归属于中医"眩晕""头痛"范畴。病因包括情志失常、饮食失节、年老体虚、劳累过度、外伤等方面。其病势迁延，多为本虚标实之证，"虚"者为气血亏虚、髓海不足、清窍失养等因；"实"者为风、痰、火、瘀上扰清窍。"诸髓者，皆属于脑"，"头为诸阳之会"，本病病位在头窍，与肝、脾、肾三脏密切相关。

（1）情志失常：肝属木，体阴而用阳，其性主升主动，若长期恼怒忧思、紧张焦虑，以致肝气郁滞，化火生风，火热上炎，则发为眩晕。

（2）年老体衰、久病体虚、劳累过度：肾为先天之本，脑为髓之海，肾主骨生髓，年老体弱或久病伤肾，肾精不足，髓海消减，脑失所养，可发为眩晕。肝肾阴虚于下，或素体阴虚者，或纵欲伤精者，阴不制阳，肝阳上亢，扰及清窍可导致眩晕、头痛发作。

（3）饮食不节：脾为后天之本，亦为生痰之源。若饥饱无常，嗜食肥甘厚味、烟酒辛辣之品，损伤脾胃，脾胃受损，酿湿生痰，痰浊日久又可郁而化火，痰浊中阻或火热夹痰上犯均可导致眩晕。

高血压病大多迁延日久，各证候之间可相互转化或相互兼夹，如脾虚气血不足者，可兼痰湿，痰湿日久化热，火热又可煎熬津液，导致阴亏，故临床多见虚实夹杂病情复杂者。肝阳上亢，疏泄失职，气机郁滞日久可见血瘀，痰浊、瘀血阻于心络可导致心悸、胸痛等症。肾精亏虚日久，阴损及阳，阴阳俱虚，肾气亦伤，可见夜尿频多、精神萎靡、牙齿松动、形寒肢冷、大便溏泄等症。"眩晕乃中风之渐"，若眩晕日久，肝肾阴虚阳亢者，如遇饮食起居不当，情志剧烈变化或突受外邪，可致阴阳失调，气血上冲，风阳上扰，夹痰夹火，阻于经络，发为中风，症见卒然昏仆、舌强语謇、不省人事、半身不遂等。

4.中医辨证分型及膏方调治

（1）肝肾阴虚型

主症：多见于中老年人，见血压升高，伴头晕、头痛，耳鸣、耳痒，腰膝酸软，双目干涩或视物模糊，口干、口渴，五心烦热，大便干。舌红少苔色暗淡，脉细弦或沉弦。

治法：滋补肝肾，平肝降压。

膏方：杞菊地黄降压膏。

组成：党参200g，苍术100g，黄柏100g，生地黄200g，熟地黄200g，麦冬 150g，山药 250g，女贞子 100g，天麻 200g，钩藤 100g（后下），牡丹皮 200g，川芎 150g，杜仲 200g，牛膝 200g，黄精 300g，茯苓 150g，山萸肉 100g，香附 200g，石决明 150g，白芍 200g，枸杞子 150g，菊花 200g，泽泻 150g。

制法： 共以水煎透，去渣再熬浓汁，加鳖甲胶 150g，阿胶 100g，龟甲胶 200g，炼蜜 100g，黄酒 500mL 收膏，冷藏备用。

服法： 早饭后半小时服用 15g，晚饭后半小时服用 10g，以温开水送服。

（2）肝阳上亢型

主症： 血压升高，可伴眩晕、头胀痛、颈项强，烦躁、易怒，面赤，口苦口渴，失眠、多梦，小便黄，大便秘。舌红苔薄黄，脉弦。

治法： 平肝潜阳，降火息风。

膏方： 天麻钩藤减压膏。

组成： 天麻 250g，钩藤 150g（后下），石决明 200g，杜仲 200g，黄芩 200g，菊花 250g，白芍 200g，赤芍 200g，牡丹皮 150g，川芎 200g，生龙骨 250g（先煎），生牡蛎 300g（先煎），麦冬 250g，桑寄生 200g，牛膝 150g，栀子 100g，夏枯草 150g，葛根 100g，陈皮 150g，百合 200g。

制法： 共以水煎透，去渣再熬浓汁，加鳖甲胶 100g，炼蜜 150g，黄酒 500mL 收膏，冷藏备用。

服法： 早饭后半小时服用 15g，晚饭后半小时服用 10g，以温开水送服。

（3）肝郁气滞型

主症： 血压反复升高，或伴头晕、头胀、后颈部麻木僵硬，或伴有两胁部的不适、腹胀，容易生气，时有烦躁抑郁，饮食差，食后腹胀、打嗝，大便稀或便秘，或伴有失眠。舌红苔薄白，脉弦。

治法： 疏肝行气，滋养肝肾。

膏方： 疏肝理气降压膏。

组成： 枳壳 200g，香附 250g，柴胡 100g，白芍 200g，川芎 150g，西洋参 200g，益母草 200g，当归 150g，白术 200g，茯苓 200g，木香 100g，杜仲 150g，草决明 200g，茯神 200g，葛根 100g，白芷 80g，泽泻 100g，菊花 200g，竹茹 150g，厚朴 200g，法半夏 60g。

制法： 共以水煎透，去渣再熬浓汁，加炼蜜 100g，龟甲胶 200g，黄酒 500mL，收膏，冷藏备用。

服法： 早饭后半小时服用 15g，晚饭后半小时服用 10g，以温开水送服。

（4）气虚血瘀型

主症： 血压升高，可伴头晕肢麻，倦怠乏力，活动后加重，或见于脑梗后血压维持不佳者，肢体活动欠灵，走路无力，动则气短，面色㿠白，甚至半身麻木，小便失禁，口渴。舌质暗红，边有瘀点，脉弦涩。

治法： 益气养阴，理气化瘀。

膏方： 益气活血降压膏。

组成： 黄芪 300g，太子参 120g，茯苓 200g，白术 150g，川芎 100g，三七 60g，白芍 150g，赤芍 200g，当归 200g，甘草 100g，桃仁 100g，丹参 200g，山药 250g，地龙 100g，红花 60g，钩藤 200g，香附 200g，牛膝 150g，生地黄 200g，熟地黄 200g，大枣 150g，鸡内金 200g，天麻 120g。

制法： 共以水煎透，去渣再熬浓汁，加阿胶 100g，鳖甲胶 100g，炼蜜 150g，黄酒 500mL 收膏，冷藏备用。

服法： 早饭后半小时服用 15g，晚饭后半小时服用 10g，以温开水送服。

（5）阴阳两虚型

主症： 多见于患病时间较久或年龄较大者，症见血压升高，可伴畏寒肢冷，心悸、胸闷，乏力，头痛、耳鸣，腰膝酸软，记忆力减退，下肢浮肿，夜尿频多。舌淡少苔，脉细沉或细弦。

治法： 温阳育阴，补肾降压。

膏方： 补阳育阴平压膏。

组成： 熟地黄 250g，生地黄 250g，山药 300g，石菖蒲 150g，郁金 150g，人参 150g，茯苓 200g，白术 200g，牡丹皮 150g，山萸肉 100g，杜仲 150g，黄芪 150g，桑寄生 200g，牛膝 150g，枸杞子 200g，泽泻 200g，当归 250g，川芎 90，肉桂 90，肉苁蓉 150g，淫羊藿 100g，天冬 100g，桂枝 100g，防己 90g。

制法： 共以水煎透，去渣再熬浓汁，加龟甲胶 100g，鹿角胶 100g，炼蜜 100g，黄酒 500mL 收膏，冷藏备用。

服法： 早、晚饭后半小时服用 15g，以温开水送服。

（本节作者：孙晓宁）

第三章 慢性肺病膏方调治

第一节　慢性支气管炎

1.慢性支气管炎的概念及临床症状

慢性支气管炎（chronic bronchitis），简称慢支，是临床上以咳嗽、咳痰为主要症状的气管、支气管黏膜及周围组织的慢性非特异性炎症。该病危害性极大但又经常被忽视，尤以老年人多见。

慢性支气管炎的病程长，病情迁延，可反复急性发作。其症状包括慢性咳嗽、咳痰或伴喘息。咳嗽的特点为长期、反复且逐渐加重，以晨间咳嗽为主。咳痰的特点为晨起痰多，多为白色黏液或泡沫样痰。

长期的咳嗽、咳痰、喘息等症状，可影响病人的身心健康、生活工作，导致病人生活质量下降。慢性支气管炎如果没有得到及时的治疗和控制，病情进一步发展，可导致慢性阻塞性肺疾病、肺心病的发生，严重者甚至会出现呼吸衰竭、心力衰竭等严重并发症，危及生命。

2.中医病因病机

依据临床表现，将慢性支气管炎归属于中医"咳嗽"范畴。中医典籍中关于咳嗽的论述最早见于《黄帝内经·素问》："五气所病：心为噫，肺为咳，肝为语……"提出咳嗽与肺相关。中医认为，有声无痰为咳，有痰无声为嗽，因痰与声常并见，故名"咳嗽"。

咳嗽的主要病机为邪犯于肺，肺气上逆。其病位在肺，与肝、脾相关，日久则及肾。肺在五行中属金，为阳中之阴，主气，司呼吸，外合皮毛，内为五脏之华盖，开窍于鼻。肺为"娇脏"，因其不耐寒热燥湿诸邪之侵，则易受内外之邪侵袭而致宣肃失司。若有邪气犯肺时，肺脏为了祛除病邪外达，以致肺气上逆，冲激声门而发为咳嗽。所以咳嗽是内外病邪犯肺，肺脏祛邪外达的一种病理反应。

诚如《医学心悟》所说："肺体属金，譬若钟然；钟非叩不鸣，风寒暑湿燥火，六淫之邪自外击之则鸣。劳欲情志，饮食炙博之火，自内攻之，则亦鸣。"

引起咳嗽的病因包括外感和内伤两大方面。外感咳嗽为感受风、寒、暑、湿、燥、火，六淫或烟尘、异味、毒气犯肺，以致肺气不利，上逆发为咳嗽。内伤咳嗽的主要原因包括痰与火，痰包括寒痰、热痰，火包括实火、虚火。

（1）饮食不节：脾为生痰之源，肺为贮痰之器。脾主运化，为后天之本，气血生化之源。若饮食不节，暴饮暴食，饥饱无度，嗜食甜腥辛辣油腻之物，或嗜酒无度，以致脾胃气虚，脾失健运，胃失和降，水湿不化，变生痰湿，痰湿日久，又可蕴而生热。痰湿、痰热犯肺，肺失清肃，则可发为咳嗽、咳痰。

（2）情志不遂：肝失条达，气机不畅，日久气郁化火，肝火上炎刑金，金气不利，则可上逆发为咳嗽、咳黄痰。

（3）外感邪气：若素体有痰湿蕴肺，又逢外感邪气，阳气内郁，痰湿可化热，变生为痰热，扰及于肺，发为咳嗽、咳黄痰，甚至喘促。

外感和内伤可相互影响，互为因果。外感咳嗽，若失治误治，迁延日久，损伤肺气，可变为内伤咳嗽。内伤咳嗽日久者，肺气虚弱，卫外功能下降，则更易感受外邪，发生感冒、咳嗽。

此外内伤久咳者，也可因外邪的引动而加重，如冬季气温较低，则咳嗽易发、加重。肾为先天之本，主纳气，为一身之元阴、元阳，久病及肾，肾气耗损，肾不纳气，则可发为喘证。

3. 中医辨证分型及膏方调治

（1）脾虚湿盛型

主症： 多见于痰盛体质者，症见咳嗽反复发作，痰多，色白或灰，于晨起或食后痰多，饮食差，食后脘腹胀满，胸闷，时欲呕吐，乏力懒言，易疲倦，大便溏泄。舌淡苔白腻或滑，或伴见齿痕，脉滑。

治法： 燥湿化痰，理气止咳。

膏方： 健脾化痰止咳膏。

组成： 陈皮250g，白术200g，茯苓200g，党参150g，山药250g，苍术100g，厚朴100g，紫菀200g，苏梗150g，白芍150g，桂枝100g，菟丝子150g，苦杏仁100g，桑白皮100g，炙甘草200g，姜半夏60g，蜜百部100g，白扁豆

100g，桔梗 100g，海螵蛸 200g，焦三仙各 100g。

制法： 共以水煎透，去渣再熬浓汁，加冰糖 200g，琼脂 100g 收膏，冷藏备用。

服法： 早饭后半小时服用 10g，晚饭后半小时服用 15g，以温开水送服。

（2）痰热壅肺型

主症： 咳嗽、咳痰，痰质黏或黄，伴喘息、胸痛，咳时加重，或伴面红、口干、小便黄、大便干或秘结。舌质红，舌苔薄黄腻，脉滑数。

治法： 清热肃肺，豁痰止咳。

膏方： 清肺止咳膏。

组成： 黄芩 100g，瓜蒌 200g，法半夏 60g，麦冬 150g，栀子 90g，浙贝母 150g，苦杏仁 150g，桔梗 150g，竹茹 150g，百合 150g，紫菀 100g，白芍 100g，赤芍 100g，陈皮 150g，茯苓 150g，五味子 90g，款冬花 150g，黄连 90g，薏苡仁 100g，芦根 100g，生石膏 150g，白术 150g，桑白皮 100g。

制法： 共以水煎透，去渣再熬浓汁，加龟甲胶 100g，蜂蜜 200g 收膏，冷藏备用。

服法： 早、晚饭后半小时服用 15g，以温开水送服。

（3）肝火犯肺型

主症： 咳嗽，咳少量痰，痰白或黄，质黏难咳，口苦咽干，伴胁肋部不适，纳差，食后腹胀，甚至反酸水，多有情绪不佳，容易发火、生气，症状与情绪相关，烦躁，或焦虑，可伴有失眠，大便干。舌红或舌边红，苔薄黄少津，脉弦数。

治法： 清肺泻肝，理气止咳。

膏方： 清肝止咳膏。

组成： 黄芩 150g，川楝子 100g，枇杷叶 150g，天花粉 150g，桔梗 150g，栀子 60g，生地黄 200g，竹茹 100g，枳壳 150g，厚朴 90g，木蝴蝶 100g，玄参 150g，川芎 90g，百合 150g，陈皮 150g，麦冬 200g，郁金 150g，菊花 100g，蒲公英 90g，生甘草 100g，僵蚕 150g，薄荷 90g，茯苓 100g。

制法： 共以水煎透，去渣再熬浓汁，加冰糖 200g，蜂蜜 200g，龟甲胶 100g，阿胶 100g，黄酒 500mL 收膏，冷藏备用。

服法： 早、晚饭后半小时服用 15g，以温开水送服。

（4）肺阴亏虚型

主症： 多见于老年人或久病者，症见久咳，干咳，咳声短促无力，少痰或无痰，或痰中可见血丝，口干咽燥，或午后潮热，盗汗，可见消瘦、疲乏，大便干或便秘。舌红少苔，脉细数。

治法： 滋阴润肺，化痰止咳。

膏方： 润肺止咳膏。

组成： 百合150g，生地黄200g，麦冬200g，天花粉150g，生甘草100g，黄芩90g，芦根100g，玉竹100g，白芍150g，赤芍150g，当归150g，党参150g，桔梗100g，天冬100g，酸枣仁90g，陈皮100g，牡丹皮100g，前胡100g，牛膝200g，川芎120g，枇杷叶150g，玄参150g，北沙参100g，生黄芪200g，五味子100g。

制法： 共以水煎透，去渣再熬浓汁，加蜂蜜200g，阿胶100g，鳖甲胶100g，黄酒500mL收膏，冷藏备用。

服法： 早饭后半小时服用10g，晚饭后半小时服用15g，以温开水送服。

（本节作者：孙晓宁）

第二节　支气管哮喘

1. 支气管哮喘的概念及临床表现

支气管哮喘（bronchial asthma）简称哮喘，是一种由多种细胞（如嗜酸性粒细胞、肥大细胞、T淋巴细胞、中性粒细胞、气道上皮细胞等）和细胞组分参与的，以慢性气道炎症和气道高反应性为特征的异质性疾病。

本病主要特征为广泛而多变的可逆性呼气气流受限，导致反复发作的喘息、气促、胸闷和（或）咳嗽等症状，以及随着病情延长出现的一系列气道改变，即气道重构。多在夜间或清晨发作、加剧，多数患者可自行缓解或经治疗缓解。全球约有3亿哮喘病人，我国约有3000万哮喘病人。我国成人哮喘患病率约为1.24%，哮喘病死率在（1.6～36.7）/10万，我国目前已经成为全球哮喘病死率最高的国家之一。

支气管哮喘典型的症状为伴有哮鸣音的发作性的呼气性呼吸困难，可伴随胸闷、气短、咳嗽、鼻痒、咽痒等症，夜间及晨间多发，常于接触变应原、感受冷空气、运动后发生。症状可在数分钟内发生，持续数小时至数天，可经平喘药物治疗后缓解或可自行缓解，某些患者可于缓解后再次发作。

临床有部分患者表现为发作性的咳嗽、胸闷，不伴有典型的喘息症状，称为咳嗽变异性哮喘（cough variant asthma，CVA）。某些患者以发作性胸闷为主要临床表现，不伴有喘息、咳嗽等症状，称为胸闷变异性哮喘（chest tightness variant asthma，CTVA）。某些青少年患者，常于运动时诱发胸闷、咳嗽及呼吸困难等症状，称为运动性哮喘。

支气管哮喘临床上常见的并发症包括呼吸道和肺部感染，水和电解质紊乱，气胸和纵隔肺气肿，呼吸衰竭，严重的心律失常，慢性阻塞性肺疾病（COPD），黏液栓阻塞和肺不张，支气管扩张，肺源性心脏病，间质性肺炎，儿童的发育不良和胸廓畸形等。

2. 中医病因病机

依据临床症状，将支气管哮喘归属于中医"哮病""哮证"范畴，作为一种发作性的痰鸣气喘疾病，属于痰饮病中的"伏饮"证，其症状表现为发作时的呼吸气促、困难，伴哮鸣声，甚则喘息不能平卧。中医典籍中关于哮证病机、症状的描述最早见于《黄帝内经·素问》："阴争于内，阳扰于外，魄汗未藏，四逆而起，起则熏肺，使人喘鸣。"宋代王执中首次提出"哮喘"病名。朱丹溪在《丹溪心法》提出"凡久喘之证，未发宜扶正气为主，已发用攻邪为主"的治疗原则。

哮病的发病机制为宿痰伏肺，因气候、饮食、情志、劳累等诱因，以致"伏痰"遇感引触，痰随气升，气因痰阻，相互搏结，壅塞气道，气道狭窄，通畅不利，肺气宣降失常，引动停积之痰，而致痰鸣如吼，气息喘促。病位在肺，与脾、肾相关，病理因素以痰为主。

伏痰：《证治汇补·痰证》云："脾为生痰之源，肺为贮痰之器。"因饮食失节、劳逸失度等因导致脾气受损，运化失常，水谷精微不得及时输布，积湿生痰，上贮于肺。《医方集解》云："肺为水之上源，肾为水之下源"，肺主津液之输布，肾主津液之排泄，若肾元不足，无法气化津液，则上源水湿凝聚，痰饮伏于肺内。

遇感引触：肺主一身之气，主宣发、肃降，一旦出现邪气犯肺或他脏犯肺，导致肺的宣发、肃降功能失常，以致肺气不降，气机上逆，则出现喘息、咳嗽等症状。所以肺、脾、肾三脏的不足是本病发生的重要病理基础。

哮病发生的诱因有许多，而风与寒则是最常见的，"风为百病之长"，其他邪气皆依附于风邪侵犯人体，如风寒、风热等。肺为华盖，属上焦，风为阳邪，其性开泄，易上袭于肺，引动伏痰，邪气相互搏结，壅塞气道，发为哮证。《景岳全书·喘促》曰："喘有宿根，遇寒即发，或遇劳即发者，亦名哮喘"，指出寒邪是诱发哮喘重要的因素之一，同时饮食、劳倦、七情也是哮喘发作的重要诱因。

若哮喘未经及时治疗，长期反复发作，可损耗肺气，亦伤及脾、肾之气。若肺气虚弱，卫外不固，防御功能减弱，则更易受到外邪的侵袭而导致哮喘发作；肺主治节，助心行血，肺气亏虚，则心血运行不畅，日久可变为心衰。脾气亏虚，运化无能，则更易生痰浊，且脾胃气虚可致气血生化无力，日久可见疲乏、虚弱、气短、心悸等气血亏虚之证。久病入肾，若肾气亏虚、肾精损耗，肾不纳气，可发为虚喘；肾虚命门之火不能上济于心，则心阳亦同时受累，可见水湿泛溢之心衰证，甚至发生喘脱危候。

3. 中医辨证分型及膏方调治

（1）肺脾气虚型

主症： 气短声低，喉中时有轻度哮鸣，痰多质稀，色白，怕风，自汗出，活动后加重，易感冒，倦怠无力，纳少，食后腹胀，便溏。舌淡，苔白，脉细弱。

治法： 健脾益气，培土生金。

膏方： 六君加减平喘膏。

组成： 党参150g，白术150g，茯苓100g，炙黄芪100g，陈皮150g，山药150g，五味子90g，桂枝100g，白芍150g，茯神100g，天冬100g，熟地黄100g，杏仁90g，桔梗100g，炙甘草150g，姜半夏60g，百合100g，胆南星100g，防风150g，牛膝100g。

制法： 共以水煎透，去渣再熬浓汁，加鹿角胶200g，阿胶200g，黄酒

500mL 收膏，冷藏备用。

服法： 早饭后半小时服用 10g，晚饭后半小时服用 15g，以温开水送服。

（2）肺肾两虚型

主症： 多见于年龄大、病程长者，症见短气息促，咳痰质黏起沫，脑转耳鸣，腰酸腿软，心悸，乏力，动则为甚，畏寒肢冷，面色苍白。舌苔淡白，质胖，脉沉细。

治法： 补肺益肾，化痰止哮。

膏方： 补肺益肾止哮膏。

组成： 生地黄 150g，熟地黄 150g，天冬 150g，人参 100g，黄芪 100g，陈皮 150g，姜半夏 60g，茯苓 100g，白术 100g，山药 250g，紫河车 100g，淫羊藿 100g，五味子 100g，苍术 100g，山萸肉 100g，胆南星 90g，肉苁蓉 100g，川芎 90g，当归 150g，肉桂 60g，女贞子 100g，菟丝子 100g。

制法： 共以水煎透，去渣再熬浓汁，加龟甲胶 100g，鹿角胶 100g，炼蜜 200g，黄酒 500mL 收膏，冷藏备用。

服法： 早饭后半小时服用 15g，晚饭后半小时服用 10g，以温开水送服。

（本节作者：孙晓宁）

第三节　间质性肺疾病

1. 间质性肺疾病的概念、临床表现及分类

间质性肺疾病（interstitial lung diseases，ILDs），又称为弥漫性实质性肺疾病（diffuse parenchymal lung disease，DPLD），是一组病变主要累及肺泡和肺泡周围的肺间质，导致肺泡－毛细血管功能单位丧失的弥漫性肺疾病。由于某些原因，正常肺组织被瘢痕组织取代，瘢痕的形成使肺间质增厚，肺的弥散功能减低，氧

气就很难从肺泡转运到血液中，造成血氧降低，机体氧供不足。

临床上主要表现为持续性的干咳却无痰，少有咯血，进行性加重的呼吸困难，活动后的气喘，限制性的通气功能障碍，可伴有发热、乏力、消瘦、盗汗、皮疹、肌肉关节疼痛、口干、眼干等症状，部分患者可见杵状指。疾病进展可逐渐发展为肺纤维化、蜂窝肺、肺心病、肺动脉高压，最终导致呼吸衰竭或心功能衰竭。

ILD 包含有两百多种肺部的急性或慢性疾病，根据病因、临床特点和病理特点，目前国际上将间质性肺疾病分为以下四大类：

（1）已知原因的 ILD：如药物诱发性（胺碘酮、甲氨蝶呤等）、职业或环境有害物质诱发性（硅、石棉、尘埃等）、结缔组织疾病（干燥综合征、类风湿关节炎、系统性硬皮病等）、血管炎相关（坏死性肉芽肿血管炎、变应性肉芽肿血管炎等）。

（2）特发性间质性肺炎：［临床 - 影像 - 病理诊断 / 相应影像和（或）组织病理形态学类型］

特发性肺纤维化（IPF）/ 普通型间质性肺炎（UIP）；特发性非特异性间质性肺炎（iNSIP）/ 非特异性间质性肺炎（NSIP）；呼吸性细支气管炎伴间质性肺疾病（RB-ILD）/ 呼吸性细支气管炎（RB）；脱屑性间质性肺炎（DIP）/DIP；隐源性机化性肺炎（COP）/ 机化性肺炎（OP）；急性间质性肺炎（AIP）/ 弥漫性肺泡损伤（DAD）；特发性淋巴细胞间质性肺炎（iLIP）/LIP；特发性胸膜肺实质弹力纤维增生症（iPPFE）/PPFE。

（3）肉芽肿性 ILD：如结节病、外源性过敏性肺泡炎、Wegener 肉芽肿等。

（4）其他罕见的 ILD：如肺泡蛋白质沉积症、肺出血 - 肾炎综合征、肺淋巴管平滑肌瘤病、朗格汉斯组织细胞增多症、慢性嗜酸性粒细胞性肺炎、特发性肺含铁血黄素沉着症等。

2. 中医病因病机

在中医传统著述中，没有与肺纤维化完全相对应的病名，依据临床表现，将间质性肺疾病归属于中医"肺痿""肺痹""肺胀"范畴。其基本病机为肺脏虚损、津气大伤，病理性质包括肺燥阴伤、肺气虚冷，病位在肺，与脾、胃、肾相关。病性属本虚标实，肺脾肾气阴虚为本，外邪、痰浊、瘀血和热毒为标，虚实夹杂，贯穿疾病始终。清代尤在泾在《金匮要略心典·肺痿肺痈咳嗽上气病脉证治》中提到："盖肺为娇脏，热则气烁，故不用而痿；冷则气沮，故亦不用而痿也。"

若素体阴虚燥热，或热病伤阴，或慢病日久伤阴，或药物损伤肺阴，或感受燥热之邪耗伤肺阴，以致肺燥阴竭，肺失濡养，日渐枯萎，导致虚热肺痿，肺失宣降则可见咳喘气促之症。又可因素体阳气不足，肺气虚冷，不能温摄津液，或内伤久咳、久喘耗伤阳气，或虚热日久、阴伤及阳，气不化津，肺虚有寒，失于濡养，致虚寒肺痿，可伴见咳唾涎沫、小便频数、遗尿失禁等症。虚热肺痿日久不愈，阴损及阳，可转化为虚寒之证。同样，虚寒之证日久，寒郁化热，或阳损及阴，又可转化为虚热之证。脾虚气弱，生化无力，津液布散无能，或胃阴耗伤，津不上呈，可致土不生金，肺燥津枯，肺叶萎废。久病及肾，肾阴不能滋养肺阴，也可致肺燥阴虚，发为肺痿。

中医认为肺的纤维化与血瘀、痰浊相关。津与血同源而异类，皆由水谷精微所化生，其注入脉中则为血，渗于脉外、布于组织间隙中则为津，两者皆与气运相关。气可布津摄津，亦可行血统血，津血在人体内正常布散、流通，皆赖气之推动与统摄；气病则津血运行失常，如气滞可使津液凝聚成痰，亦可使血流不畅生瘀。

肺阴亏虚日久，耗伤肾阴，津液枯涩，可致肺肾两虚。肺气不足，津液失布，脾气虚损，肺脾气虚，肺脉失养，肺叶萎弱，临床可见乏力气短、喘息、干咳、咳吐痰涎、盗汗、纳呆、消瘦等症状。肺主宣发肃降，布散津液，久病体虚，反复感邪，劳倦内伤，肺气虚损，渐生痰浊，子盗母气，脾脏因之虚损，水湿运化失职，水湿聚而生痰，肺气虚则水道不通，肾气不能化气行水，则可见水湿上溢之症。

3. 中医辨证分型及膏方调治

（1）痰瘀闭阻型

主症：气短喘甚，胸脘痞闷或隐痛，咳痰黏腻稠厚，难咳，唇甲紫绀，或杵状指，面色晦暗。舌质紫暗，有瘀点或瘀斑，苔厚腻，脉沉弦或滑。

治法：化痰平喘，祛瘀通络。

膏方：逐瘀化纤膏。

组成：桃仁100g，红花100g，当归150g，桔梗100g，枇杷叶100g，党参150g，杏仁90g，川芎100g，白芍90g，赤芍100g，茯苓150g，陈皮150g，枳壳100g，生甘草150g，紫苏子100g，苍术100g，香附150g，白术100g，路路通

100g，生黄芪 150g，鸡内金 100g。

制法：共以水煎透，去渣再熬浓汁，加冰糖 100g，蜂蜜 200g，琼脂 100g 收膏，冷藏备用。

服法：早、晚饭后半小时服用 10g，以温开水送服。

（2）肺脾两虚型

主症：咳喘乏力，短气不足以息，咳唾涎沫，质清稀量多，口不渴，倦怠乏力，纳呆食少或腹胀泄泻。舌淡，苔白或白腻，脉虚。

治法：补肺健脾。

膏方：补肺益脾平喘膏。

组成：黄芪 250g，人参 150g，白术 150g，杏仁 90g，桔梗 100g，白芍 90g，五味子 90g，山药 250g，茯苓 150g，半夏 60g，陈皮 150g，炙甘草 100g，山萸肉 90g，百合 90g，麦冬 100g，生地黄 100g，防风 100g，干姜 60g，川贝 90g，川芎 150g，红花 100g。

制法：共以水煎透，去渣再熬浓汁，加鹿角胶 100g，蜂蜜 200g，阿胶 100g，黄酒 500mL 收膏，冷藏备用。

服法：早、晚饭后半小时服用 15g，以温开水送服。

（3）肺肾两虚型

主症：动则喘甚，频咳难续，痰少，质黏难咳，或夹血丝，面红烦躁，口咽干燥，腰膝酸软，五心烦热。舌红少津，脉细数。

治法：补肺滋肾。

膏方：补肺益肾化纤膏。

组成：黄芪 300g，党参 150g，白术 100g，熟地黄 100g，生地黄 100g，山萸肉 90g，炒山药 150g，茯苓 150g，牡丹皮 120g，泽泻 60g，五味子 60g，杏仁 90g，当归 150g，丹参 100g，紫河车 90g，牛膝 100g，半夏 60g，天冬 100g，百合 100g，枸杞子 100g，女贞子 150g，车前子 150g，桑椹 150g，菟丝子 150g，焦三仙各 100g。

制法：共以水煎透，去渣再熬浓汁，加龟甲胶 200g，蜂蜜 100g，阿胶 100g，黄酒 500mL 收膏，冷藏备用。

服法：早、晚饭后半小时服用 15g，以温开水送服。

（本节作者：孙晓宁）

第四节 慢性咽炎

1. 慢性咽炎的概念、临床表现及分类

慢性咽炎为咽黏膜、黏膜下及淋巴组织的慢性炎症，以咽部异物感、干燥感、刺激感、咽痛、分泌物不易咳出为主要临床表现，多发于反复上呼吸道感染者。根据病理变化及症状的不同，分为慢性单纯性咽炎、慢性肥厚性咽炎、慢性萎缩性及干燥性咽炎、慢性过敏性咽炎、慢性反流性咽炎。慢性咽炎一般无明显全身症状，局部表现为咽部有异物感、干燥感、灼热感，作痒及微痛等。常有黏稠分泌物附于咽后壁不易清除，夜间尤甚。分泌物可引起刺激性咳嗽，甚或恶心、呕吐。

（1）慢性单纯性咽炎检查可见咽部黏膜弥漫性充血，色暗红，并附有少量黏稠分泌物。

（2）慢性肥厚性咽炎检查可见黏膜增厚，咽后壁多个颗粒状滤泡隆起，呈慢性充血状，在淋巴颗粒隆起的顶部可形成囊状白点，破溃时可见黄白色渗出物。

（3）慢性萎缩性咽炎或慢性干燥性咽炎主要表现为黏膜层及黏膜下层萎缩变薄，咽后壁有痂皮附着，分泌减少。

（4）慢性过敏性咽炎表现为咽痒咳嗽，咽喉红肿疼痛，午后或劳累后加重，声音嘶哑，呼吸时咽喉有灼热感，可伴胸部胀闷、头晕、头痛、失眠多梦等。

（5）慢性反流性咽炎表现为咽异物感或癔球感，声嘶及发音困难，慢性咳嗽，多为刺激性干咳。

2. 中医病因病机

根据临床表现，将慢性咽炎归属于中医"喉痹""梅核气"范畴，最早见于《素问·阴阳别论》，"一阴一阳结，谓之喉痹"，痹者，闭也，闭塞不通之意。其

病位在咽喉，与肝、脾、胃、肺、肾相关。其病因包括外感六淫，饮食不节，作息无常，用嗓过度，七情郁结等。

《灵枢·忧恚无言》曰："咽喉者，水谷之道也，喉咙者，气之所以上下者也。会厌者，音声之户也。"咽喉为肺胃之门户，脾胃为后天之本，脾与胃相表里，脾为胃行其津液，脾为气血生化之源，主运化，输布津液，只有脾胃健运，才能使水谷精微运化正常，津液充盈，上润咽喉，咽喉得津液濡养才能发挥其正常功能。若脾胃功能失常，津液不能正常上承，则出现咽喉干燥等症。

肺主气，主治节，咽为饮食之道，又为肺气通行之路，喉乃肺气通行之门户。肺气的宣降为喉门开合提供了动力，而喉门的开合又为肺气的宣降、呼吸的通畅提供了条件。肺气通行咽喉，咽喉在通行呼吸之气的同时，亦受肺气的温煦、肺阴的滋养，咽喉方能温润荣泽，窍道通畅。倘若肺气虚弱，卫阳不足，咽失充养，则咽喉易感邪毒；若肺阴不足，津不上承，咽喉失养，则可见咽喉干燥失荣，干涩不适；若肺气壅滞，肺热内生，上蒸咽喉，则可致咽喉肿痛不利等。

肝藏血，主疏泄，调畅气机，肝经循行经过咽喉部。肝气疏泄，功能正常，气机条达，情志调和，则喉门开合顺利，声道通畅，呼吸之气通行亦顺利。若情志不畅，肝气郁滞，痰气相互搏结于咽喉，或肝郁化火，肝火循经上炎，可致咽喉不利、咽部异物感、咳嗽、咳痰等症。

肾为先天之本，主一身元阴元阳，肾经络于咽喉，若肾水不足，不能上助肺胃之阴，或阴虚阳亢，虚火上炎，消灼肺金，可见咽干、咽燥、咽痒，甚至咽痛等症。肾阳虚衰，阳气不足，咽喉部失于温养，可致咽喉病证；或肾阳不足，外感于寒，易致邪客咽喉。

3.中医辨证分型及膏方调治

（1）痰气互结型

主症：咽部有异物感，空咽时明显，咳嗽，痰色白，黏稠量多，胸脘痞满，体倦乏力，食少纳差。舌淡，苔白腻，脉滑。

治法：理气化痰，利咽散结。

膏方：半夏厚朴梅核气膏。

组成：陈皮150g，厚朴100g，柴胡90g，半夏90g，茯苓120g，苍术100g，白术100g，生甘草100g，香附100g，桔梗100g，苏梗100g，竹茹100g，当归

100g，白芍100g，枳壳90g，山药100g，百合100g，淡豆豉100g，橘红100g，砂仁100g，郁金100g。

制法：共以水煎透，去渣再熬浓汁，加冰糖200g，蜂蜜100g，琼脂100g收膏，冷藏备用。

服法：早、晚饭后半小时服用15g，以温开水送服。

（2）阴虚火旺型

主症：口干咽燥，喉部微疼刺痒，干咳或干呕，痰少，颈前方有紧迫感，喉中异物感，喜清嗓，夜间加重，可伴五心烦热，腰膝酸软，失眠，头晕，耳鸣，盗汗。舌红，苔少，脉细数。

治法：滋阴润燥，泻火利咽。

膏方：清火利咽膏。

组成：生甘草100g，桔梗100g，黄芩100g，浙贝母60g，麦冬100g，生地黄150g，白芍100g，赤芍100g，射干60g，薄荷60g（后下），沙参100g，石斛100g，菊花100g，玉竹100g，玄参100g，牛膝100g，太子参100g，桑白皮100g，杏仁100g。

制法：共以水煎透，去渣再熬浓汁，加龟甲胶100g，鳖甲胶100g，阿胶100g，黄酒500mL收膏，冷藏备用。

服法：早、晚饭后半小时服用10g，以温开水送服。

（3）气滞血瘀型

主症：咽部刺痛，干痒，日轻夜重，病情反复，或伴胸胁刺痛，女性可有痛经，经血色紫有块。舌质紫暗，或有瘀斑、瘀点，脉弦沉或涩。

治法：行气散瘀，通络利咽。

膏方：活血理气利咽膏。

组成：当归100g，川芎100g，射干60g，桃仁90g，红花90g，柴胡100g，黄芩100g，姜半夏100g，太子参150g，蝉蜕50g，香附100g，陈皮150g，牛蒡子100g，桔梗100g，赤芍90g，丹参100g，牛膝90g，白术100g，薄荷60g（后下），枳壳100g，厚朴100g，佛手100g。

制法：共以水煎透，去渣再熬浓汁，加冰糖200g，蜂蜜100g，阿胶100g，龟甲胶100g，黄酒500mL收膏，冷藏备用。

服法：早、晚饭后半小时服用10g，以温开水送服。

（4）肝郁化热型

主症：咽部异物感、压迫感，与情绪相关，伴胸胁闷胀不舒，喜叹息，口苦，咽干，烦躁易怒，眠差。舌红，苔黄，脉弦。

治法：疏肝清热，解郁利咽。

膏方：疏肝清热利咽膏。

组成：白芍100g，赤芍100g，川楝子90g，栀子100g，麦冬100g，生地黄100g，黄芩100g，生甘草100g，桔梗150g，当归100g，薄荷60g（后下），牡丹皮100g，郁金100g，柴胡90g，金银花150g，连翘100g，山豆根50g，泽泻100g，牡蛎150g。

制法：共以水煎透，去渣再熬浓汁，加龟甲胶100g，冰糖200g，阿胶200g，黄酒500mL收膏，冷藏备用。

服法：早、晚饭后半小时服用10g，以温开水送服。

（5）气血两虚型

主症：咽部干涩，神疲乏力，形体瘦弱，头晕目眩，面色无华。舌淡，苔薄白，脉细弱。

治法：补益气血，养阴利咽。

膏方：补气养血利咽膏。

组成：黄芪200g，当归150g，生地黄100g，熟地黄100g，白芍100g，川芎90g，党参100g，麦冬150g，桔梗100g，牛蒡子100g（包煎），炙甘草100g，茯苓100g，白术100g，桂枝100g，枸杞子90g，山药100g，山萸肉90g，桃仁100g，黄精150g，核桃仁100g，菟丝子100g，大枣100g，生姜100g。

制法：共以水煎透，去渣再熬浓汁，加阿胶150g，蜂蜜100g，鹿角胶100g，黄酒500mL收膏，冷藏备用。

服法：早、晚饭后半小时服用10g，以温开水送服。

（本节作者：孙晓宁）

第四章　慢性肝病膏方调治

第一节 慢性肝炎

1. 慢性肝炎的概念及临床表现

慢性肝炎是指急性肝炎病程超过 6 个月，或者由于发病日期不明确而具有慢性肝炎的症状、体征或化验结果改变者。患者经常有厌油腻、肝区疼痛不适、时常乏力等症状。除此之外，患者还可出现面色黧黑或发暗、手掌大小鱼际成红色（肝掌）、蜘蛛痣、肝大质硬、脾大等典型特征，根据病情特点可分为轻、中、重三种。轻度慢性肝炎预后一般较好，重度慢性肝炎有较大概率发展成肝硬化或者肝癌，预后较差。目前大多数慢性肝炎都是由于病毒感染引起，由于病初无明显症状或症状较轻，常常被忽略，而到症状表现明显时往往已经转变为慢性。而其他类型引起的慢性肝炎多与饮食或药物有关，如果平时注意，则不会引起本病。

2. 常见病因

引起慢性肝炎的原因很多，归根结底都有不同程度的肝组织坏死和炎症反应。其常见原因有下面几点：

（1）感染肝炎病毒：主要为慢性乙型病毒性肝炎和慢性丙型病毒性肝炎。病毒性肝炎有甲、乙、丙、丁、戊五种类型。一般来讲，甲、丁、戊三型都为急性起病，少数丁肝有与乙肝重叠的慢性进行性丁肝，其余乙肝、丙肝都较易发展为慢性肝炎。目前我国慢性肝炎主要由于慢性乙型肝炎和慢性丙型肝炎发展而来，其中慢性乙型肝炎数量较多。慢性乙肝病毒感染的自然病程可分为免疫耐受期、免疫清除期、低复制期、再活跃期。

①免疫耐受期：血清表面抗原和 e 抗原呈阳性，血清病毒 DNA 水平高，肝功能正常，肝组织无明显变化或轻微改变，可持续数十年。

②免疫清除期：血清 DNA 水平 > 2000IU/mL，转氨酶升高，肝纤维化可快

速进展，部分还可发展为肝硬化和肝衰竭，可持续数月或数年。

③低复制期：血清e抗原阴性，e抗体阳性，DNA水平低或检测不到，肝功能正常，肝脏无炎症表现或轻度炎症，呈乙肝携带状态。

④再活跃期：DNA再次复制＞2000IU/mL，转氨酶持续或反复异常，肝炎再次发作，病情经常反复。丙型肝炎感染后一般无明显症状表现，即使出现也很少表现为重型肝炎，一般几周以后转氨酶会逐渐降低，转为慢性。目前丙型肝炎已经可以治愈。

（2）免疫异常：表现为自身免疫性肝炎，主要由于机体对自身抗原不耐受而激起对自身细胞的攻击从而引起炎症坏死，其具体发病原因目前尚无定论，但是多数认为与遗传有一定关系。

（3）长期饮酒：表现为慢性酒精性肝病，与乙醇代谢过程中产生的氧自由基、乙醛、内毒素等的毒性作用有关。当长期大量饮酒后，肝脏对于乙醇的耐受性及代谢发生障碍，从而引起疾病的发生。

（4）服用肝毒性药物：经常私自服用一些具有肝脏毒性的药物，如土霉素、红霉素等抗生素，或扑热息痛、秋水仙碱等解热镇痛药物或激素类药物等，都有可能引发肝脏炎性反应。如果需要长期服用某类药物，建议详细咨询医生，以免引起不必要的麻烦。

3.中医病因病机

慢性肝炎，中医根据症状不同归于"胁痛""黄疸"等范畴。中医学认为本病为湿热疫毒之邪感染，伏于体内，当正气不足时发病，与饮食、外感寒热、情志变化、过度劳累等诱发因素有关。《金匮要略》有说："见肝之病，知肝传脾。"因此肝病极易传变到脾脏，日久则更会累及肝肾，迁延难愈。因此本病病位在肝，与脾肾有关，病性属于本虚标实，虚实夹杂。由于慢性病多持续较长时间，因此在治疗时应注意扶正与祛邪兼顾，防止扶正而助邪，祛邪又伤正。其主要病因病机总结如下：

（1）外感湿热疫毒之邪：外感湿热，气机失和，肝瘀不泄，日久正气又有不足，无力祛邪外出，以致病邪稽留不去，脉络阻滞，血行不畅。又有肝盛而乘脾，以致脾虚湿滞，肝郁脾虚之证。

（2）劳欲久病：病久耗伤，劳欲过度，继而耗伤阴血，血不养肝，肝阴不足，继而累及于肾，导致肝肾阴虚。《景岳全书》指出："凡房劳过度，肾虚羸弱之人，多有胸胁间隐隐作痛，此肝肾精虚。"

（3）先天不足：素体脾阳不足，不能温化湿气，导致体内湿邪无有出路，蓄积体内，引起本病的发病基础，又再因感寒而从寒化，则发为本病。

（4）情志不遂：若情志抑郁不畅，忧思日久，均可使肝失调达，疏泄功能不利，气机闭阻于脉络，发为肝郁胁痛，甚则积聚等病。

4. 中医辨证分型及膏方调治

（1）肝郁脾虚型

主症：右侧胁肋部位经常胀痛不适，时常情绪压抑，食欲欠佳，且食少乏力，易腹痛或腹胀，可因操劳过度或生气而加重，时常腹泻。舌色淡边有齿痕，舌苔白，脉沉或濡。

治法：平肝潜阳，清火息风。

膏方：疏肝健脾解郁膏。

组成：柴胡100g，当归200g，赤芍150g，茯苓200g，白术200g，生姜60g，薄荷100g（后下），人参100g，黄芩100g，法半夏100g，川楝子60g，枳壳150g，陈皮100g，川芎150g，香附100g，炙甘草100g，山药100g，苦参100g，焦山楂100g，神曲100g，炒麦芽100g，鸡内金100g。

制法：共以水煎透，去渣再熬浓汁，加入阿胶250g，鳖甲胶150g，冰糖200g收膏，冷藏备用。

服法：早、晚饭后半小时服用10g，以温开水送服。

（2）肝肾阴虚型

主症：胁肋疼痛隐隐，持续不解，可伴有耳鸣或眩晕，两眼经常干涩，或伴有口咽干燥，面色潮红，尤其颧骨红色隐隐，时有双手、脚心及胸口烦热，且夜间较重。舌红少苔，脉弦细而数。

治法：补肝养肾，滋阴清热。

膏方：滋阴养肝清热膏。

组成：生地黄300g，熟地黄300克，沙参100g，枸杞子150g，麦冬200g，当归200g，山萸肉100g，茯苓200g，茯神200g，川楝子60g，牡丹皮100g，菊花100g，泽泻100g，女贞子150g，川芎100g，白芍200g，炙甘草100g。

制法： 共以水煎透，去渣再熬浓汁，加入阿胶 200g，龟甲胶 150g，冰糖 150g 收膏，冷藏备用。

服法： 早、晚饭后半小时服用 10g，以温开水送服。

（3）湿热瘀阻型

主症： 胁肋时而胀闷不适，或有灼热感，口苦口黏、情绪易激易怒、时而咽干目赤、口腔异味、周身时而隐隐发热。舌质红，苔白腻，脉弦滑。

治法： 清利湿热，疏肝活络。

膏方： 化湿清热保肝膏。

组成： 陈皮 150g，大腹皮 150g，太子参 100g，白术 150g，茯苓 200g，茯神 200g，柴胡 100g，黄芩 150g，法半夏 100g，川楝子 100g，栀子 60g，生地黄 150g，通草 100g，车前子 150g，浙贝母 150g，鸡内金 200g，海螵蛸 200g，焦三仙各 100g，生甘草 100g。

制法： 共以水煎透，去渣再熬浓汁，加入琼脂 100g，蜂蜜 200g 收膏，冷藏备用。

服法： 早饭后半小时服用 15g，晚饭后半小时服用 10g，以温开水送服。

（本节作者：陈柏瑜）

第二节　肝硬化

1. 肝硬化的概念及临床表现

肝硬化（hepatic cirrhosis）是由一种或者多种原因引起的，以肝组织弥漫性纤维化、假小叶和再生结节为组织学特征的慢性进行性肝病。由于人体肝脏有较强的代偿性，因此肝硬化患者早期可无明显的症状，晚期由于失代偿可出现肝功能的损伤和门静脉的高压，临床可出现上消化道出血、肝性脑病、感染、腹水，甚至发展为肝癌等。

肝硬化是一种慢性进行性疾病，如果疾病控制不好，则肝脏硬化速度加快，如果控制较好，则会延长生存期限。因此，早发现、早治疗就显得格外重要。那么肝硬化通常会有哪些表现呢？首先，是肝脏功能的变化。临床上表现为消化不良或者营养不良，人逐渐消瘦，面色发黄甚至黝黑，有的人还会出现黄疸，表现为眼睛白睛变黄同时面色和小便颜色也均为黄色。较重者会出现脾脏的增大和腹水，腹部膨隆，小便短少，有的甚至会出现吐血便血等危及生命的症状。

2. 常见病因

肝硬化作为一种慢性进行性疾病，其疾病发展的基本特征是肝脏细胞的坏死、再生，肝纤维化和肝内血管增殖、循环紊乱。较多因素都会引起或加速这一病理过程，其常见病因总结如下：

（1）病毒性肝炎：目前我国肝硬化最主要的原因为乙型病毒性肝炎，其次为丙型病毒性肝炎，从感染病毒至发展为肝硬化，需要时间从数月到数十年不等，这和患者的身体状态、治疗早晚等有关。如果发现较早，治疗及时，则能够对肝硬化的进程加以控制，减缓病情进展，提高生活质量。甲肝和戊肝一般不会发展为肝硬化。

（2）饮酒：我们都知道酒精通过肝脏代谢，因此长期的大量饮酒会对肝脏造成损伤，同时引起肝脏脂肪沉积（即脂肪肝）和肝纤维化，逐渐发展为肝硬化。另外平素营养不良的人如果再感染乙肝或者丙肝，则会增大酒精性肝硬化的风险。在此基础上，女性如果饮酒则比男性更容易得酒精肝。

（3）各种原因引起的胆汁淤积：比如胆囊结石、胆管结石等。如果此类患者在患病后没有及时进行治疗，时间一长肝脏细胞就会出现炎症及胆小管反应，并逐渐坏死，形成胆汁淤积性肝硬化。

（4）遗传倾向：通常情况下，肝硬化是没有遗传性的，但是一些比较特殊的代谢疾病，如体内酶代谢障碍等引起的肝硬化是具有遗传倾向的，因此在罹患本病之后应该判断病因，以确定其是否具有遗传性。

（5）其他原因：如肝脏血液循环障碍，服用具有肝损伤的药物、化学药品以及免疫系统的疾病等也会引起肝硬化。

3.中医病因病机

肝硬化，相当于中医的鼓胀或积聚，是指人体因正气亏虚，又复感外来邪气，或由情志饮食所伤、其他疾病日久不愈等原因，引起人体正气亏损，同时五脏六腑失其调和，导致气滞、血瘀、痰浊停滞于体内，以腹内结块，胀满、疼痛不适为主要症状的一类病证。其主要病因病机总结如下：

（1）情志内伤：中医认为人的情志变化会引起相应脏器的改变，如忧思伤脾、大怒伤肝、大恐伤肾等。所以，人如果情志抑郁，则肝气郁滞，气滞会引起血瘀，日久则会导致肝脾气血运行不畅，引起积聚等病。反之，如果人心情舒畅，则气血运行调和，不仅不会罹患本病，而且对养生也大有益处。

（2）饮食不节：如果不注意饮食，经常暴饮暴食、饮酒无度，则脾胃会最先受损，进而影响肝脏，使痰饮、食积等留于体内，引起气滞血瘀等证，日久引起积聚。

（3）感受外邪：中医学认为，人体之病，既有内生，又有外感。《诸病源候论》记载："诸脏受邪，初未能为积聚，留滞不去，乃成积聚。"意思是说人体五脏在感受邪气之后，初期并不会引起积聚，但如果邪气的留滞太久，未能及时祛除，则会成为积聚病产生的原因。

（4）正气不足：通常情况下，人体正气不足才会导致疾病发展，如果人体正气充盛，便能有力抗邪，气血循环顺畅，即便体内藏有邪气，但由于正气的抗争，也不会引起不适症状。

4.中医辨证分型及膏方调治

（1）食滞痰阻型

主症：腹胀或腹痛，有时可在腹部摸到条索状的突起，按下则疼痛加重，大便秘结不通，食欲减低，腹部胀满不适。舌苔厚腻，脉弦滑。

治法：理气化痰，通腑祛滞。

膏方：理气化痰消积膏。

组成：半夏150g，陈皮150g，木香100g，乌药100g，大黄60g，枳实150g，焦山楂100g，六神曲100g，炒麦芽100g，白术150g，厚朴100g，黄芪300g，人参100g，鸡内金100g，海螵蛸200g，苍术150g，延胡索100g，郁金150g，川芎

150g，杏仁 100g。

制法：共以水煎透，去渣再熬浓汁，加入黄酒 500g，冰糖 150g 收膏，冷藏备用。

服法：早饭后半小时服用 15g，晚饭后半小时服用 10g，以温开水送服。

（2）气滞血瘀型

主症：腹部有积块且固定不移，经常胀痛，可以因生气恼怒而加剧，情绪转好而减轻。舌红或有瘀斑瘀点，苔白，脉弦。

治法：理气化瘀，活血止痛。

膏方：理气祛瘀软肝膏。

组成：柴胡 150g，陈皮 150g，川芎 120g，香附 100g，丹参 100g，延胡索 100g，黄芪 200g，人参 100g，炙甘草 200g，当归 200g，蒲黄 100g，莪术 100g，红花 100g，桃仁 100g，枳壳 150g，大腹皮 150g，砂仁 100g，鸡内金 200g，海螵蛸 300g，山楂 100g，三七 50g。

制法：共以水煎透，去渣再熬浓汁，加入阿胶 150g，鳖甲胶 150g，黄酒 500mL 收膏，冷藏备用。

服法：早饭后半小时服用 15g，晚饭后半小时服用 10g，以温开水送服。

（3）正虚瘀结型

主症：病久体弱，身体消瘦而乏力，积块坚硬，疼痛较重，食欲差，面色萎黄，或兼有水肿、出血，舌淡色紫暗，脉弦细或弦弱。

治法：补益气血，消积化滞。

膏方：扶正化瘀软肝膏。

组成：人参 150g，黄芪 300g，当归 200g，熟地黄 200g，白芍 150g，川芎 100g，茯苓 150g，白术 150g，香附 150g，巴戟天 100g，山药 150g，菟丝子 100g，茯神 150g，远志 100g，车前子 150g，女贞子 150g，陈皮 100g，厚朴 100g，莪术 100g，槟榔 100g，鸡内金 150g，炒麦芽 100g，六神曲 100g，炙甘草 100g，三七粉 60g。

制法：上药除三七粉外，共以水煎透，去渣再熬浓汁，加入阿胶 200g，龟甲胶 150g 收膏，冷藏备用。

服法：早、晚饭后半小时取膏方 10g，三七粉 1g，以温开水同时送服。

（本节作者：陈柏瑜）

第三节　脂肪肝

1. 脂肪肝的概念及临床表现

脂肪肝（fatty liver disease）是以肝细胞脂肪过度贮积和脂肪变性为特征的临床病理综合征，是目前我国常见的肝病之一，可发生在不同年龄，一般 40 ～ 50 岁发病较多。近年来我国脂肪肝的发病率有上升的趋势，并且好发年龄段也有所提前。根据患者是否有长期大量饮酒史，可以将脂肪肝分为非酒精性脂肪肝和酒精性脂肪肝两种，但无论哪种，均可检测出肝内脂肪含量升高。通常，脂肪肝经过生活习惯的改善、锻炼以及及时的药物治疗，多数可以恢复正常。

2. 常见病因

脂肪肝分为两种，一种是酒精性脂肪肝，另一种是非酒精性脂肪肝。

（1）酒精性脂肪肝：是由于长期大量饮酒造成，初期一般都表现为脂肪肝，如果病情进展可发展为肝炎、肝硬化等。酒精在肝脏代谢，如果长期大量饮酒，则容易造成肝脏的损害。如果患有脂肪肝并有如下特征，则可以诊断为酒精性肝病：超过 5 年的饮酒史，酒精量男性 ≥ 40g/d，女性 ≥ 20g/d；或者在近 2 周有大量饮酒，且酒精量 > 80g/d。酒精量计算公式：酒精量（g）= 饮酒量（mL）× 酒精含量（%）×0.8。针对酒精肝，戒酒就是最重要的治疗手段。一般来说，在戒酒 1 ～ 2 个月后脂肪肝就停止发展，继续戒酒则最终可恢复正常。如果是长期大量饮酒造成的肝病，在戒酒的同时还应该维持良好的营养，进行高蛋白、高热量、低脂肪的饮食，同时补充各种维生素。如果还存在肝功能的变化，还需要进行药物的治疗。

（2）非酒精性脂肪肝：是指排除由于饮酒所导致的、其他肝脏损伤所形成的脂肪性肝病。该病目前是我国最常见的慢性肝病之一。目前发现造成非酒精性脂肪肝的病因有如下几种：

①肥胖：一般情况下，肝脏内脂肪的堆积和体重指数呈正相关，即体重指数较大，脂肪肝的发生率就越高。当经过锻炼等控制体重后，脂肪肝也会随之减轻或消失。

②糖尿病：这里特指 2 型糖尿病，由于 2 型糖尿病患者多数具有年龄较大、肥胖、进食糖类较多、血脂异常等因素，所以脂肪肝发生率较其他人群高，临床中近半数糖尿病患者都伴发有脂肪肝。

③营养不良：一些人由于偏食、少食等原因导致体内营养物质摄入不足，进而影响机体代谢，导致脂肪堆积，形成脂肪肝。

④其他：由于一些遗传因素、不当减肥方式、服用某些药物或由于其他疾病继发等因素，也可能发生脂肪肝。

3. 中医病因病机

脂肪肝是现代医学病名，中医文献中并无此病的记载，但是根据患者主要的症状表现可以归为"胁痛""腹胀""积证"等范畴。《难经》说："肝之积，曰肥气"，是指肥甘厚味过多可积于肝脏，引发病证。同时，由于五脏互相影响，常累及脾肾，因此本病病位在肝，与脾肾密切相关。本病的病因可概括为饮食失节、劳逸失常、情志失调、劳伤久病等多个方面。

（1）饮食失节：主要表现在现代人时常不吃早饭，晚饭大酒大肉，夜间经常熬夜、吃夜宵等，这些不良的饮食习惯都会对肝脾造成损伤，而且晚间进食后消化的水谷精微难以消耗，蓄积体内，久而久之会造成脾失健运，痰浊内生，发为本病。

（2）劳逸失度：过于劳累，尤其重体力劳动，会造成肝脾损伤，运化不足，久而久之就会产生病变；过于安逸，则常常造成脾肾阳气不充，运化失常，阳虚则痰浊内生，累及肝脏，形成本病。

（3）情志失调：现代人生活压力大，人们由于工作感情等因素，造成长期情绪压抑或经常发怒等，造成肝气郁结，气滞痰凝，形成胁痛、腹胀等症。

（4）外伤久病：外伤或久病不愈，容易导致瘀血内停，进而肝气失调，痰湿停滞于肝，与血相互搏结，发为本病。

（5）先天失养：由于先天失养加之后天调摄失宜，长期身体虚弱，导致气血阴阳虚衰，脏腑功能失调，尤其肝脾肾运化乏源，气、血、痰、湿等留滞体内，引发病证。

4.中医辨证分型及膏方调治

（1）肝郁气滞型

主症： 时常感到胁肋部位胀痛或腹部胀满不适，可伴有胸部胀闷不适、口苦反酸，平时情绪压抑，食欲相对较差，食后腹胀，女性可有乳房胀痛，大便稀，睡眠差。舌淡红，苔白，脉弦。

治法： 疏肝理气，健脾和胃。

膏方： 理气健脾消脂膏。

组成： 柴胡150g，白芍100g，川芎150g，枳壳200g，陈皮150g，厚朴200g，香附150g，半夏100g，大腹皮100g，炙甘草100g，茯苓150g，茯神150g，薄荷90g（后下），太子参100g，白术150g，白豆蔻90g，鸡内金200g，海螵蛸200g，焦神曲100g，焦麦芽100g，焦山楂100g。

制法： 共以水煎透，去渣再熬浓汁，加入鹿角胶100g，龟甲胶150g收膏，冷藏备用。

服法： 早饭后半小时服用15g，晚饭后半小时服用10g，以温开水送服。

（2）肝郁脾虚型

主症： 腹部胀满不适，或胁肋部位胀痛，口苦或黏，经常喘长气，平时身体乏力，易困倦，尤其上午9～11点好发，或兼有消化不良症状如大便黏腻不爽或腹泻。妇女可出现白带量多。舌淡红，舌体淡胖或有齿痕，苔白腻，脉弦滑。

治法： 理脾化湿，疏肝解郁。

膏方： 疏肝健脾平脂膏。

组成： 藿香100g，厚朴150g，茯苓200g，佩兰150g，柴胡150g，白芍100g，枳壳150g，陈皮150g，薏苡仁200g，姜半夏100g，炙甘草100g，麸炒白术100g，党参100g，白扁豆100g，车前子150g，木香100g，延胡索100g，焦神曲100g，焦山楂100g，焦麦芽100g，海螵蛸200g，鸡内金200g。

制法： 共以水煎透，去渣再熬浓汁，加入清酒500mL，冰糖200g收膏，冷藏备用。

服法： 早饭后半小时服用15g，晚饭后半小时服用10g，以温开水送服。

（3）肝肾亏虚型

主症：时常感到胁肋部疼痛，偶有头晕，视物不清，耳鸣，健忘，失眠多梦，腰膝酸软，手脚心烦热，尤其夜间较重。舌红，少苔，脉弦细或细数。

治法：理脾化湿，疏肝解郁。

膏方：补益肝肾消脂膏。

组成：川楝子100g，赤芍100g，郁金100g，枸杞子200g，菊花100g，生地黄200g，山萸肉60g，山药150g，茯苓150g，泽泻100g，牡丹皮60g，陈皮100g，牛膝100g，百合100g，女贞子100g，桑椹150g，菟丝子150g，红曲50g，决明子150g，鸡内金150g，山楂150g。

制法：共以水煎透，去渣再熬浓汁，加入清酒500mL，冰糖200g收膏，冷藏备用。

服法：早饭后半小时服用10g，晚饭后半小时服用15g，以温开水送服。

（4）气滞血瘀型

主症：经常发生两胁部位刺痛，痛处固定，触碰按压可加重，有时可出现腹部胀满不适，面色暗淡无光。舌色紫暗，边有瘀斑，脉象细涩或细涩。

治法：益气活血，健脾疏肝。

膏方：益气活血消脂膏。

组成：当归150g，川芎100g，桃仁150g，牡丹皮100g，赤芍100g，乌药100g，延胡索60g，黄芪150g，香附90g，红花150g，枳壳90g，山楂100g，泽泻60g，决明子100g，生甘草150g，益母草100g，莪术100g，酒大黄100g，丹参100g，柴胡100g，麦芽100g，鸡内金150g。

制法：共以水煎透，去渣再熬浓汁，加入清酒500mL，冰糖200g收膏，冷藏备用。

服法：早、晚饭后半小时服用15g，以温开水送服。

（本节作者：陈柏瑜）

第四节 自身免疫性肝病

1. 自身免疫性肝病的概念及临床表现

自身免疫性肝病，临床上包括自身免疫性肝炎（autoimmune hepatitis）、原发性胆汁性肝硬化（primary biliary cirrhosis）和原发性硬化性胆管炎（primary sclerosing cholangitis）三种，或三种疾病任意混合。自身免疫性肝病的特点是在肝脏出现炎性损伤的时候，血液中还可以检查出和肝脏有关的自身抗体。人体内抗体本身的作用应该是作用于外来的细菌、病毒等，用以消灭进入人体的病菌，保证人体自身的正常生理功能，而自身抗体则会对自己的肝脏造成影响，把自身肝脏当作敌人进行攻击，从而表现出免疫相关的疾病特点。本病如果经过治疗，则 20 年生存率可达到 80%。一些病情严重的患者，如果不经治疗，可发展为肝纤维化、肝硬化等，则 5 年生存率仅为 10%。

2. 常见病因

目前关于自身免疫性肝病产生的原因还未完全阐释清楚，因此诊断起来也比较困难，但是一些和自身免疫相关的异常结果对于诊断仍具有相当的价值。目前认为这种疾病产生的原因首先是和遗传基因有关，其次是人体感染病毒或者药物因素，但是无论哪种因素，最终起病的原因都是和患者自身的免疫系统有关。

3. 中医病因病机

自身免疫性肝病在中医病名中没有记载，但在病变活动时表现有乏力、腹胀、纳差、瘙痒、黄疸等症状，由此对应中医学"虚劳""痞满""黄疸"等。关于本病的病因，中医学可归纳为以下几部分：

（1）先天不足，脏器亏虚：由于父母体虚，或在胎养过程中母亲生病、情志过极、饮食不当等原因，造成胎儿在发育过程中脏腑发育不足，肝失调达、脾失健运，因而造成极易罹患疾病的体质。若在此基础上复感外邪，则病而难愈，日久可发生变证。

（2）调摄失宜，烦劳过度：饮食不节，饥饱失宜，或过于厚味滋腻均可造成肝脾损伤，影响水谷运化吸收，后天失养，发为本病。若烦劳过度，如房劳过度、熬夜通宵，可造成肝肾亏损，阴血不足，机体抗邪无力或亢进，发为本病。

（3）邪留日久，侵袭经络：因冒雨、涉水、特殊工作环境等因素，引起风湿邪气侵入体内。若未及时祛邪，日久侵入脏腑，引起黄疸、发热等症。

4.中医辨证分型及膏方调治

（1）肝血不足型

主症：面色无光泽，时有胁肋部位隐隐作痛，劳累后加重，四肢可兼有麻木或颤动，两目干涩，眩晕耳鸣，有时可有夜间盗汗，女子可见月经不调甚则闭经。舌淡，苔白，脉弦细或涩滞。

治法：滋阴养肝，补血柔肝。

膏方：柔肝养血膏。

组成：熟地黄200g，当归150g，鸡血藤100g，白芍200g，何首乌100g，枸杞子200g，川芎100g，南沙参100g，菊花100g，决明子150g，陈皮60g，大枣100g，酸枣仁100g，石斛100g，天冬150g，麦冬150g，玄参100g，益母草100g，牛膝100g，蝉蜕100g，薄荷50g（后下）。

制法：共以水煎透，去渣再熬浓汁，加入龟甲胶200g，鳖甲胶200g，阿胶100g，黄酒500mL收膏，冷藏备用。

服法：早、晚饭后半小时服用10g，以温开水送服。

（2）脾肾阳虚型

主症：胁肋不适，面色萎黄或黧黑，食欲不佳且食后偶尔腹胀，腹部怕凉喜温，精神不振，身体乏力，经常腰背酸痛，夜间小便多，经常腹泻。舌质淡胖，边有齿痕，苔白，脉沉迟。

治法：补气健脾，温肾助阳。

膏方：健脾补肾养肝膏。

组成：炮姜100g，人参100g，炒白术200g，木香100g，砂仁100g，黑顺片

60g（先煎），肉桂 100g，山萸肉 100g，杜仲 100g，白芍 100g，茯苓 150g，茯神 150g，海螵蛸 300g，巴戟天 100g，菟丝子 150g，枸杞子 150g，山萸肉 100g，川芎 100g，红花 60g。

制法：共以水煎透，去渣再熬浓汁，加入鹿角胶 200g，冰糖 200g，阿胶 100g，黄酒 500mL 收膏，冷藏备用。

服法：早、晚饭后半小时服用 10g，以温开水送服。

（3）湿热内蕴型

主症：面色和双目发黄，胁肋部胀痛不适明显，腹胀，进食肉类或油腻食物症状加重，身体疲乏无力，精神不佳，大便黏滞，排便时间长，小便颜色黄。舌质红，苔腻，脉弦滑。

治法：行气祛湿，利胆退黄。

膏方：行气祛湿退黄膏。

组成：茵陈 200g，栀子 150g，大黄 60g，苍术 200g，白术 200g，陈皮 100g，车前子 100g，泽泻 100g，茯苓 200g，厚朴 100g，黄芪 300g。

制法：共以水煎透，去渣再熬浓汁，加入冰糖 200g，琼脂 100g，蜂蜜 100g 收膏，冷藏备用。

服法：早、晚饭后半小时服用 10g，以温开水送服。

（本节作者：陈柏瑜）

第五节　酒精性肝病

1. 酒精性肝病的概念及临床表现

酒精性肝病，顾名思义是由于长期大量饮酒所致的慢性肝病。早期可表现为脂肪肝，但是随着病情的进展，可发展为肝炎或肝硬化，甚至广泛肝细胞坏死，引起肝衰竭。其主要表现有黄疸、肝区肿大或压痛、食欲不振、恶心呕吐、乏力、体重减轻等。目前我国酒精肝的发生率在 4%～6%。

我国现有的酒精性肝病诊断标准为：有长期饮酒史，一般超过 5 年，折合酒精量男性≥ 40g/d，女性≥ 20g/d；或 2 周内有大量饮酒史，折合酒精量＞ 80g/d。

$$酒精量（g）= 饮酒量（mL）\times 酒精含量（\%）\times 0.8$$

2. 常见的病因

酒精性肝病主要病因是饮酒，但是还有一些其他的因素影响，下边具体来说：

（1）饮酒：饮酒造成肝损伤有三个主要的发病机制：①肠道代谢产物：饮酒第一损伤的是胃肠黏膜，产生肠毒素，多细胞在肝脏内处理肠道有害物质，产生大量细胞因子，氧化应激，使细胞纤维化，作用于肝细胞，导致肝脏应激反应。②乙醛堆积：酒精正常代谢途径为乙醇→乙醛→乙酸→ CO_2 和水。乙醛脱氢酶是乙醛转化为乙酸重要的酶，但中国人大部分缺少此酶（与遗传有关）。③还原型辅酶：因为长期饮酒，乙醛脱氢酶代谢不了，烟酰胺腺嘌呤二核苷酸（NADH）、烟酰胺腺嘌呤二核苷酸磷酸（NADP）等还原型辅酶就开始起作用，进而导致脂肪肝的发生。

（2）遗传因素：遗传因素也与酒精肝的发病关系密切，多数认为是由于缺少乙醛脱氢酶的缘故。

（3）性别：同样的酒精摄入量女性比男性易患酒精性肝病，这也与女性体内乙醛脱氢酶含量较低有关。乙醛脱氢酶少的人体内的大量脂肪会再次储存酒精，发生宿醉的现象。

（4）其他肝病：如乙肝或丙肝感染可提高酒精肝发生的危险性，并可使酒精性肝损害加重。

（5）继发性营养不良：多与饥饿、严重挑食或其他疾病有关。

3. 中医病因病机

中医并无酒精性肝病之病名，但根据其临床表现可归为"痞满""胁痛""黄疸""鼓胀"等疾病。本病病因均与饮酒有关，不同时期疾病的主要表现不同，因此根据其轻重程度划分其病机。

（1）轻度酒精肝：属中医"痞满""胁痛"等范畴，其病因病机为酒食不节伤及脾胃，导致脾失健运，水湿内停，湿聚成痰，痰湿阻滞中焦，气机不畅，瘀血内停，阻滞脉络，发为痞满等症。

（2）酒精性肝炎：属中医"黄疸""胁痛""呕吐"等范畴。其病因病机为纵酒过度，损伤脾胃，湿浊内生，郁而化热，熏蒸肝胆，胆汁不循常道，浸淫肌肤而发黄。

（3）酒精性肝硬化：属中医"癥瘕""积聚""鼓胀"等范畴，病因病机为纵酒日久，气、血、痰日久不化，肝脾不调，因病久及肾，肝、脾、肾俱损，气、血、水凝聚腹中而成鼓胀等症。

4. 中医辨证分型及膏方调治

（1）痰湿凝滞型

主症： 腹部饱胀感或胁肋部不适，纳差，口淡，痰多，偶有眩晕，身体重，困倦。舌质淡红，苔白厚腻，脉滑。

治法： 祛湿化痰，理气和中。

膏方： 理气化痰解酒膏。

组成： 半夏150g，陈皮150g，茯苓200g，鲜生姜60g，乌梅200g，泽泻100g，车前子150g（包煎），丝瓜络200g，炙甘草100g，葛花100g，枳椇子100g，楮实子100g，通草100g，黄芩100g，大腹皮150g，太子参100g，白术100g，砂仁100g，白芍100g，焦神曲100g，焦麦芽100g，焦山楂100g，鸡内金150g，海螵蛸200g。

制法： 共以水煎透，去渣再熬浓汁，加入冰糖200g，明胶250g收膏，冷藏备用。

服法： 早、晚饭后半小时服用10g，以温开水送服。

（2）肝胆湿热型

主症： 胁肋部疼痛不适，身体和眼睛黄染，恶心呕吐，口苦，乏力倦怠，小便量少色黄。舌红，苔黄腻，脉弦滑数。

治法： 清利肝胆，芳香化浊。

膏方： 清热利湿退黄膏。

组成： 茵陈200g，藿香叶100g，白豆蔻150g，法半夏100g，生薏苡仁250g，黄芩150g，连翘100g，赤芍100g，郁金100g，柴胡100g，陈皮150g，党

参 200g，水红花子 150g，太子参 150g，白术 150g，苍术 150g，厚朴 100g，茯苓皮 150g，车前子 150g，通草 100g，大黄 50g，鸡内金 150g，海螵蛸 200g，楮实子 100g，枳椇子 100g。

制法：共以水煎透，去渣再熬浓汁，加入龟甲胶胶 250g，蜂蜜 300g 收膏，冷藏备用。

服法：早、晚饭后半小时服用 10g，以温开水送服。

（3）气滞血瘀型

主症：右胁部胀痛，腹部胀满，口渴不欲饮，四肢瘦弱，乏力，纳差，可以见到肝掌、蜘蛛痣。舌质紫红或有紫斑，脉涩。

治法：活血化瘀，疏肝理气。

膏方：膈下逐瘀保肝膏。

组成：柴胡 200g，枳壳 150g，当归 200g，川芎 150g，桃仁 150g，红花 150g，赤芍 150g，牡丹皮 100g，香附 150g，制鳖甲 150g，枸杞子 150g，炙甘草 100g，生黄芪 300g，楮实子 100g，枳椇子 100g，小茴香 100g，乌药 100g，延胡索 100g，地榆 100g，山楂 150g，麦芽 150g。

制法：共以水煎透，去渣再熬浓汁，加入阿胶 100g，蜂蜜 200g，冰糖 200g 收膏，冷藏备用。

服法：早、晚饭后半小时服用 10g，以温开水送服。

（4）肝肾亏虚型

主症：腹部膨隆，胀满不适，腹部青筋暴露，面色黧黑，口干，小便困难、量少，心烦，失眠。舌质红绛少津，脉弦细。

治法：滋养肝肾，化瘀利水。

膏方：滋阴利水化瘀膏。

组成：生地黄 300g，熟地黄 200g，赤芍 200g，牡丹皮 100g，红花 60g，桃仁 100g，茯苓 150g，茯神 100g，陈皮 150g，女贞子 150g，枸杞子 150g，菟丝子 150g，山萸肉 100g，川芎 100g，当归 150g，酸枣仁 100g，泽泻 100g，车前子 150g（包煎），玄参 100g，麦冬 100g，大腹皮 100g，益母草 100g。

制法：共以水煎透，去渣再熬浓汁，加入阿胶 250g，鳖甲胶 150g，冰糖 200g，黄酒 500mL 收膏，冷藏备用。

服法：早饭后半小时服用 10g，晚饭后半小时服用 15g，以温开水送服。

（5）脾肾阳虚型

主症：胁肋不适，腹部满胀，纳差，乏力虚弱，四肢发冷，下肢浮肿，小便困难、量少，大便稀溏。舌质淡胖或苔腻，脉沉弦。

治法：温补肾阳，化气利水。

膏方：济生肾气养肝膏。

组成：熟地黄 200g，山药 200g，山茱萸 200g，泽泻 150g，茯苓 150g，车前子 300g（包煎），牛膝 150g，桂枝 150g，附子 100g（先煎），白术 150g，苍术 150g，干姜 50g，炙甘草 100g，菟丝子 100g，楮实子 100g，枳椇子 100g，车前子 100g，决明子 100g，白扁豆 150g，鸡内金 150g，海螵蛸 200g，神曲 100g。

制法：共以水煎透，去渣再熬浓汁，加入鹿角胶 250g，鳖甲胶 150g，冰糖 200g，黄酒 500mL 收膏，冷藏备用。

服法：早饭后半小时服用 15g，晚饭后半小时服用 10g，以温开水送服。

（本节作者：陈柏瑜）

第五章 慢性肾病膏方调治

第一节 慢性肾小球肾炎

1. 慢性肾小球肾炎的概念及临床表现

慢性肾小球肾炎（chronic glomerulonephritis），简称慢性肾炎，是由抗原抗体反应引起的以蛋白尿、血尿、高血压、水肿为基本临床表现的慢性肾小球损伤的变态反应性炎症。

慢性肾炎大多起病隐匿，病程漫长难愈，轻重不一，常反复发作，病情进展缓慢。常见的病理类型有系膜增生性肾小球肾炎（包括 IgA 肾炎和非 IgA 肾炎）、系膜毛细血管性肾小球肾炎、膜性肾病及局灶节段性肾小球硬化等。病程逐渐发展到晚期，上述诸病理类型都可使肾脏缩小，肾皮质变薄，进而转化为硬化性肾小球肾炎，发展为肾功能衰竭和尿毒症。

本病的早期症状并不典型，可能出现疲倦乏力、腰痛不适、食欲不振，有时可伴发水肿。水肿多出现在组织疏松的部位，呈凹陷性水肿，如颜面部、足踝部，水肿严重时可向下肢和全身蔓延。查尿常规时可见轻度异常，尿蛋白常于 1 ～ 3g/d 之间，镜检红细胞可增多，可见管型，肾功能检查正常或轻度受损，血压一般正常或轻度升高，这种情况可持续十年或数十年。后期随着病情的进展，会出现贫血、血压不可控制的进一步增高、眼底出血渗血，甚至视网膜水肿等，所以要定期监测肾功能、血压、尿常规、血常规、肾脏彩超检查等情况，以防病情进一步恶化。

本病的诊断不难，凡有尿常规化验异常（蛋白尿或血尿）、伴或不伴水肿及高血压病史达三个月以上，无论有无肾功能的异常均应该考虑此病，在排除其他疾病引起或遗传性肾病后，就可以做出本病的诊断。

2. 常见病因

慢性肾小球肾炎的病因有很多。按病因可分为原发性肾小球肾炎、继发性肾小球肾炎和遗传性肾小球肾炎。

（1）原发性肾小球肾炎：原发性肾小球肾炎是原发于肾的独立性疾病，肾脏为主要受累的器官，一般所称的肾小球肾炎无特殊说明时常指原发性慢性肾炎。原发性慢性肾炎的病因常不明确，以下几点可能是其诱发因素：

①IgA肾病：最常见，多发于青年人，是由于IgA免疫球蛋白沉积在肾小球而引起的慢性炎症。

②膜性肾病：多见于中老年人，近些年青年人膜性肾病的发生有增加的趋势，是肾小球滤过膜出现免疫性损伤引起的病变。

③急性肾小球肾炎发展：急性肾炎一般疗程短，预后较好，但是有些治疗不及时或疗效不佳时可发展为慢性肾炎。

④不良用药习惯：长期使用某些易损伤肾功能的药物，如非甾体类抗炎药（阿司匹林、布洛芬等），可以增加慢性肾炎的患病风险。

（2）继发性肾小球肾炎：继发性肾小球肾炎是一些由免疫、代谢、血管性相关的全身性疾病引起的肾小球病变，下面为其发生的常见病因：

①感染及肿瘤：本病起病常与呼吸道、肠道、尿道、肝炎等各系统感染或肿瘤有关，病原体受到直接损伤或免疫介导损伤等导致慢性肾炎。

②紫癜性肾炎：由细菌、病毒、寄生虫感染或机体对某些药物、食物、花粉、鱼蟹等过敏引起的免疫反应，形成以肾小球系膜增生性病变为主的系统性小血管炎。

③狼疮性肾炎：由感染、环境、遗传、性激素、免疫反应、药物等多种因素参与的多组织器官免疫功能紊乱导致的肾炎。

（3）遗传性肾小球肾炎：遗传性肾小球肾炎为遗传因素导致的慢性肾炎，这类患者有家族史，但是比较少见。

3. 中医病因病机

中医没有慢性肾炎的明确病名，本病按症状可属"虚劳""水肿""腰痛""尿血""眩晕""肾风"等范畴。

根据中医理论的观点，慢性肾炎的常见病因可归结为以下几种：

（1）久居湿地：经常生活在潮湿的环境中，或者经常冒雨涉水，使水湿之气内侵，而本身阴阳不平和时即会起病。阴者寒也，寒性收引，不能蒸腾气化水湿，湿与寒在体内聚集日久，伤及脾肾。阳者热也，与湿胶着，聚于中焦不去，使气机升降失常。

（2）饮食不节：平素饮食没有节制，嗜食、偏食、多食甘甜油腻肥厚之品以及经常饮酒都可使湿气蕴于脾胃，使脾失健运。若湿郁化热，二者蒸腾中焦，上蒙下注，致使脾肾两虚。

（3）劳倦过度：脾主肌肉，肾主骨，平素经常劳力的人，可以过度耗伤脾肾，使其精气虚损，供不应求，而致脾肾两虚。

（4）素体肾虚或久病体弱之人，先天或后天肾气不足，进一步伤及肾阳，不能温养脾土，可致脾肾阳虚；如若伤阴，可致阴阳两虚。

总的说来，肾、肺、脾、肝脏腑虚损，骨骼肌肉失于濡养，不能运化水气，水液积聚在内或精微物质流失在外，故而出现腰痛、水肿、尿血或尿液混浊等一系列症状。人体肾脏受损严重时，清阳之气不能上达于头面，眩晕也接踵而来。影响到脾时，可致脾气不升，于是气向下走，表现为泄泻、胃痛、乏力、面色萎黄等；如水浊上犯，蒙蔽心包，影响到心，可出现谵语烦乱昏迷等；如水邪阻闭三焦，可出现小便不通、呕吐之症；如伤及血络，可出现吐血、黑便之症；如果五脏虚到了极点，阴阳俱脱，可表现为神识不清、大汗淋漓，或大便稀溏甚至如水样、小便频数日数十次、手脚凉至肘膝等。

故本病的主要病机为外邪侵袭人体日久，脏腑、气血、三焦气化功能失调，病位在肾，同时可涉及肺、脾、肝。本病本虚标实、虚实夹杂，标实为风、寒、湿、热邪气侵袭，本虚为气虚、阳虚、阴虚或相兼为病。

4.中医辨证分型及膏方调治

（1）肺肾气虚型

主症：面色㿠白没有光泽，四肢浮肿，倦怠乏力，腰酸腿软，稍微活动就爱出汗、气喘吁吁，平时容易感冒，且病程长。舌淡红，苔薄白，脉细弱。

治法：益气固表，补益肺肾。

膏方：益气补肾膏。

组成：生黄芪200g，防风200g，怀山药200g，党参100g，白术150g，防己120g，山萸肉100g，熟地黄150g，牛膝150g，生姜60g，大枣100g，炙甘草150g，泽泻100g，茯苓150g，猪苓100g，桂枝100g，白芍150g，车前子200g，杜仲100g。

制法：共以水煎透，去渣再熬浓汁，加入阿胶200g，黄酒500mL，蜂蜜350g收膏，冷藏备用。

服法：早、晚饭后半小时服用10g，以温开水送服。

（2）脾肾阳虚型

主症：全身浮肿，腰以下更明显，按之皮肤凹陷久久不能恢复，排尿量比摄入的水分明显减少，四肢发冷，每日昏昏沉沉，没有力气，食欲差，大便不成形，甚至经常腹泻，口渴但不欲饮水，面色㿠白，腰膝酸软无力，病程缠绵。舌胖大，色淡红，苔白，脉沉迟无力。

治法：温补脾肾，化气利水。

膏方：强肾利水膏。

组成：茯苓200g，白术150g，猪苓200g，泽泻100g，附子100g（先煎），黄芪200g，当归150g，补骨脂200g，木香100g，厚朴120g，车前子120g（包煎），肉桂100g，炙甘草100g，陈皮150g，牛膝150g，路路通100g，小茴香100g，乌药100g，神曲100g，海螵蛸150g。

制法：共以水煎透，去渣再熬浓汁，加入鹿角胶200g，黄酒500mL，蜂蜜350g收膏，冷藏备用。

服法：早饭后半小时服用15g，晚饭后半小时服用10g，以温开水送服。

（3）肝肾阴虚型

主症：水肿但不严重，面色不㿠白反而暗红，头晕或者头痛，眩晕耳鸣，双眼常干涩，手脚心热，内心焦躁，口干咽燥，腰膝酸痛，月经不调，潮热盗汗，经期更明显，或睡梦中遗精，小便短黄，舌红苔少，脉弦细数。

治法：滋养肝肾，育阴潜阳。

膏方：四子益肾膏。

组成：枸杞子200g，女贞子200g，五味子200g，覆盆子200g，桑椹150g，决明子150g，巴戟天100g，旱莲草100g，制首乌100g，益母草150g，菊花150g，生地黄150g，肉苁蓉200g，熟地黄150g，山茱萸200g，山药200g，牡丹皮 120g，泽泻 150g，茯苓 200g，炙甘草 100g。

制法：共以水煎透，去渣再熬浓汁，加入阿胶 100g，鹿角胶 100g，龟甲胶 100g，黄酒 500mL，蜂蜜 350g 收膏，冷藏备用。

服法：早饭后半小时服用 10g，晚饭后半小时服用 15g，以温开水送服。

（4）气阴两虚型

主症：全身浮肿，面色萎黄或苍白，没有光泽，经常乏力气短，午后低热，手足心热，白天或晚上经常出汗，口燥咽干，容易感冒，舌偏红，少苔，脉细弱。

治法：健脾滋肾，益气养阴。

膏方：生脉滋肾膏。

组成：人参 150g，麦冬 150g，五味子 150g，山茱萸 200g，山药 150g，牡丹皮 150g，泽泻 150g，熟地黄 150g，茯苓 150g，白术 150g，茯神 150g，大枣 200g，陈皮 150g，半夏 100g，黄芪 200g，炙甘草 100g，海螵蛸 200g，鸡内金 150g。

制法：人参打粉，余药以水煎透，去渣再熬浓汁，加入阿胶 200g，黄酒 500mL，浸泡烊化，加蜂蜜 350g，连同人参粉趁热一同冲入药中收膏，冷藏备用。

服法：早、晚饭后半小时服用 10g，以温开水送服。

（5）阴阳两虚型

主症：全身水肿，精神疲惫，面色㿠白，既怕冷又怕热，汗出不止，腰膝酸软，头晕耳鸣，口舌干燥，舌淡红，苔薄白或少苔，脉沉细无力。

治法：阴阳双补，益肾填精。

膏方：培补阴阳膏。

组成：熟地黄 200g，巴戟天 120g，山萸肉 150g，石斛 150g，肉苁蓉 150g，附子 100g（先煎），五味子 150g，肉桂 150g，茯苓 150g，麦冬 150g，石菖蒲 150g，远志 150g，炙甘草 100g，天冬 100g，太子参 100g，女贞子 150g，桑椹 150g，车前子 150g，菟丝子 150g，莲子 150g，制首乌 100g。

制法：共以水煎透，去渣再熬浓汁，加入阿胶 200g，黄酒 500mL，蜂蜜 350g 收膏，冷藏备用。

服法：早、晚饭后半小时服用 15g，以温开水送服。

（本节作者：马姝蓉）

第二节　尿　频

1. 尿频的概念及临床表现

正常成人白天排尿 4～6 次，夜间排尿 0～2 次，无论成人还是儿童，排尿次数明显增多者称为尿频。尿频症状可出现于西医很多疾病中。如果发生于中年女性常为尿道综合征；如果发生于小儿常为小儿神经性尿频症；而发生于老年人中多为老年性夜尿频多症。

尿道综合征（urethral syndrome）又称为症状性无菌尿、无菌性尿频–排尿不适综合征，是指出现尿频、尿急、尿痛、排尿不适等一系列症状，但膀胱和尿道检查却没有异常。多见于已婚的中青年女性，其发病时症状轻重不一，常反复发作。除了排尿异常的症状外，可伴随反射性下腹部或肾区疼痛、下腹坠胀。阴道前壁触诊时，尿道和膀胱颈部会有触痛。实验室检查无特异性指标，感染性尿道综合征时可以发现少许白细胞、脓细胞增高，可发现支原体、衣原体。治疗上予消炎解痉、止痛、利尿、碱化尿液等手段，必要时局部手术治疗，嘱患者多饮水、勤排尿。

小儿神经性尿频症为儿科常见的临床疾病，指非感染因素导致的尿频尿急。患儿年龄一般为 2～11 岁，多发生在学龄前儿童。其发病特点为尿频，每 2～10 分钟排尿一次，患儿因尿急而经常尿湿裤子，因此可继发尿路感染或者阴部湿疹。经医院诊查排除其他病因之后确定为小儿神经性尿频症的患儿一般可通过家长的心理疏导和耐心教育来帮助患儿养成正常的排尿习惯。

老年性夜尿频多症发病率随年龄增加而升高，多影响老年人群的生活质量。需严格限制晚间液体的摄入，定期使用利尿剂、睡觉时垫高下肢、穿弹力绷袜（充血性心衰患者应避免此疗法）等，并治疗引起夜尿症的原发疾病。

2. 常见病因

引起尿频的病因有很多，大概分为以下几点：

（1）感染或梗阻：细菌或者细菌产生的排泄废物刺激膀胱或前列腺等部位是引起尿频的常见原因。结石或肿瘤等原因会使尿路梗阻，肾小管压力增高，有可能引起多尿与少尿交替出现的现象。

（2）先天发育异常：小阴唇融合、尿道处女膜融合、处女膜伞等尿道外口发育异常会导致女性尿道综合征。小儿的大脑皮层发育不完善，对脊髓初级排尿中枢的抑制功能较差，或包皮过长都能导致小儿神经性尿频症。

（3）激素水平与内分泌因素：围绝经期的妇女常会出现尿频，可能与她们的雌激素水平下降有关。在女性膀胱三角及尿道等处的细胞和细胞核上都存在雌激素受体，当雌激素缺乏时，会导致阴道壁萎缩，黏膜变薄，局部抵抗力下降。而尿道黏膜脱垂及尿道外口肉阜也与雌激素降低有关。另外，雌激素具有清洁阴道作用，雌激素缺乏更容易发生下尿路症状。

（4）精神心理因素：在大脑皮层控制机能分区上，逼尿肌位属于额叶中上部的躯体运动中枢，该部位容易接受边缘系统的神经纤维放射。所以精神紧张、焦虑或小儿受惊等因素会导致对排尿的自我暗示、自我提醒，长此以往会形成尿频等不良排尿习惯。

（5）其他疾病继发：糖尿病、心脏病、尿崩症、充血性心力衰竭、脑梗死、脊髓病等也会继发尿频症状。

（6）其他因素：包括液体摄入过多，应用利尿药物、咖啡因，蛲虫症，过量饮水或酒精，局部化学机械性刺激，妊娠等。

3. 中医病因病机

尿频之症早在《内经》中就有论述，《黄帝内经·灵枢》曰："中气不足，溲便为之变。"《素问·脉要精微论》亦云："仓廪不藏者，是门户不要也。水泉不止者，是膀胱不藏也。得守者生，失守者死。"隋唐时期很多书籍如《诸病源候论》《备急千金要方》等多将尿频混在淋证中论述，宋代的儿科专著《幼幼新书》已将尿频与淋证分节讨论。下面几点是尿频发生的常见病因：

（1）感受外邪：常处在潮湿或寒冷环境中会使机体感受寒湿之邪，湿性重浊黏滞，又因感受寒气，寒伤于肾，肾的阳气因此消耗而出现小便清长，甚则频急不自控；或湿邪缠绵日久，与热邪交织之后蕴结下焦，而使膀胱气化失常而出现小便频数尿黄等症。

（2）禀赋不足：肾为先天之本，如先天肾气不足，封藏之力受损，导致小儿体质虚弱，肾气不固，膀胱约束无能，气化不宣，则出现尿频色白，且常伴有体弱多病、手脚怕冷、身材瘦小、反应和学习能力较正常人差等特点。

（3）劳倦过度：疲劳过度可以使后天失调，肺脾俱虚，上虚不能制下而致尿频。

本病的主要病机为外邪侵袭下焦，肾气不足失司。病位在肾、脾、肺、心，病理基础标实为寒、湿、热，本虚为阴虚、阳虚、阴阳两虚。

4.中医辨证分型及膏方调治

（1）肾阴虚型

主症： 小便频数或排出时尿道疼痛难出，尿色微黄，低热盗汗，手脚心发热，心烦意乱，腰膝酸痛，头晕耳鸣，口干唇燥，男性可能伴有遗精滑泄，舌红少苔，脉细数。

治法： 滋阴清热，固精缩尿。

膏方： 滋阴缩尿膏。

组成： 知母150g，黄柏100克，生地黄200g，女贞子200g，墨旱莲200g，牡丹皮150g，泽泻200g，茯苓200g，山药200g，山萸肉200g，炙甘草100g，牛膝100g，丹参100g，白芍100g，金樱子90g，莲须100g，桑螵蛸60g。

制法： 共以水煎透，去渣再熬浓汁，加入龟甲胶200g，黄酒500g，蜂蜜350g收膏，冷藏备用。

服法： 早饭后半小时服用10g，晚饭后半小时服用15g，以温开水送服。

（2）肾阳虚型

主症： 小便频多，夜间更重，小便清稀色白，面色㿠白无光泽或者黧黑，四肢怕冷，神疲乏力，男性或伴遗精早泄、阳痿不举，舌淡红，苔薄白，脉沉细无力。

治法： 温阳益肾，固精缩尿。

膏方： 暖肾缩尿膏。

组成： 山药200g，益智仁200g，乌药50g，熟地黄200g，枸杞子150g，山萸肉200g，杜仲200g，当归150g，金樱子200g，制附子100g，肉桂120g，巴戟天150g，炙甘草100g，桑螵蛸100g，神曲100g，肉豆蔻100g，仙茅100g。

制法： 共以水煎透，去渣再熬浓汁，加入鹿角胶200g，黄酒500mL，蜂蜜350g收膏，冷藏备用。

服法： 早饭后半小时服用10g，晚饭后半小时服用15g，以温开水送服。

（3）脾阳虚型

主症： 小便频数，每次尿量不多，常点滴而出，小腹坠胀不适，食欲不好，面色苍白，怕冷，形体瘦弱，舌淡红，苔白腻，脉沉弱。

治法： 健脾温阳，和中缩尿。

膏方： 温阳健脾缩尿膏。

组成： 生黄芪200g，白术200g，陈皮150g，人参150g，山药150g，芡实150g，茯苓150g，莲子150g，熟地黄200g，附子100g（先煎），肉桂150g，山萸肉200g，菟丝子200g，杜仲150g，枸杞子150g，炙甘草100g，白豆蔻100g，莲须100g。

制法： 人参打粉，余药以水煎透，去渣再熬浓汁，加入鹿角胶200g，黄酒500mL，浸泡烊化，加蜂蜜350g，连同人参粉趁热一同冲入药中收膏，冷藏备用。

服法： 早饭后半小时服用10g，晚饭后半小时服用15g，以温开水送服。

（4）阴阳两虚型

主症： 小便频数，夜间尿床，醒后才发现，头晕健忘，下肢浮肿，身体发懒不爱活动，四肢不温，手脚心热，心烦，潮热盗汗，舌淡红或偏红，苔薄白，脉沉弱无力。

治法： 滋阴温阳，固肾缩尿。

膏方： 补天大造止尿膏。

组成： 紫河车50g，生地黄150g，天冬200g，杜仲150g，熟地黄300g，牛膝150g，当归150g，小茴香200g，川黄柏100g，白术150g，五味子200g，陈皮150g，干姜60g，覆盆子200g，巴戟天200g，炙甘草100g，山药100g，菟丝子150g，山萸肉100g。

制法： 共以水煎透，去渣再熬浓汁，加入阿胶200g，黄酒500mL，蜂蜜

350g 收膏，冷藏备用。

服法： 早饭后半小时服用 10g，晚饭后半小时服用 15g，以温开水送服。

（5）心肾不交型

主症： 小便频急，心烦，睡眠不实，心情烦乱，腰酸耳鸣，手脚心热，咽干口燥，梦中遗精，舌偏红，苔薄白，脉细数或沉细。

治法： 滋阴降火，交通心肾。

膏方： 坎离交济膏。

组成： 熟地黄 300g，生地黄 300g，茯神 200g，远志 200g，莲子肉 200g，珍珠母 200g，夜交藤 200g，五味子 150g，玄参 100g，柏子仁 100g，炙甘草 100g，黄连 150g，肉桂 200g，龙眼肉 100g，栀子 100g，酸枣仁 100g，山药 100g，车前子 150g，决明子 150g。

制法： 共以水煎透，去渣再熬浓汁，加入阿胶 200g，黄酒 500mL，蜂蜜 350g 收膏，冷藏备用。

服法： 早饭后半小时服用 10g，晚饭后半小时服用 15g，以温开水送服。

（本节作者：马姝蓉）

第三节　尿失禁

1. 尿失禁的概念及临床表现

尿失禁是指尿道括约肌由于损伤或者控制它的神经功能失常，使尿液不受控制，自然从尿道口流出的现象。尿失禁大致可分为两种，一种是膀胱尿液经尿道溢出者，称为尿道内尿失禁，即传统意义上的尿失禁；另一种是尿液经阴道溢出者，称为尿道外尿失禁，即尿漏，尿漏是由于妇科手术损伤、骨盆外伤、泌尿系畸形等导致的。

尿失禁在各年龄群均可发生，尤其以老年患者居多。临床诊断时要分析其病因，如尿频尿急同时伴有镜下血尿，应除外泌尿系结核、炎症、肿瘤等，尿动力学检查可确诊。检查尿动力常用的方法有两种：①逼尿肌过度活动的尿动力学检查；②压力性尿失禁的尿动力学检查。不同类型的尿失禁治疗方法也不同，治疗上根据尿失禁的类型及原发病因给予合理的药物选择，有感染者予抗生素治疗，符合手术指征的予以手术治疗，养成良好的排尿习惯，限制液体的摄入，注意局部清洁，避免感染。

2. 常见病因

形成尿失禁的病因有很多，主要分为以下几种：

（1）真性尿失禁：由于尿道外括约肌损伤或缺陷，导致尿液持续性从尿道流出。

（2）压力性尿失禁：正常情况下尚能控制小便，但当腹压突然增加时，如打喷嚏或咳嗽时有少量尿液流出，这种情况多见于经产妇女，属于压力性尿失禁。主要是由于盆腔脏器脱垂、肥胖、年龄等因素引起。

（3）急迫性尿失禁：严重的尿频、尿急，膀胱不受意识控制很快排空。最常发生于脑血管意外、脑萎缩等患者，由于中枢神经系统功能受损导致；另外感染、逼尿肌老化、早期糖尿病、放疗、心情紧张等原因也会导致。

（4）混合性尿失禁：是压力性尿失禁和急迫性尿失禁并存的状况，常见于女性，病因也较为复杂。

（5）充溢性尿失禁：下尿路梗阻或膀胱逼尿肌无力、麻痹导致膀胱过度充盈膨胀、内压升高致尿液被迫溢出，称为充溢性尿失禁。主要由于老年性前列腺肥大、尿道狭窄、尿道结石及恶性病变等引起。

（6）反射性尿失禁：是不受控制没有感觉的不自主间歇排尿，精神性疾病产生的逼尿肌反射亢进为主要原因。

（7）其他：完全性尿道关闭机能不全等也会导致尿失禁。

3. 中医病因病机

中医把尿失禁归为"遗溺"病名，《素问·宣明五气》曰："膀胱不利为癃，不约为遗溺。"《灵枢·五癃津液别》曰："天寒则腠理闭，气湿不行，水下留于膀胱，则为溺与气。"

遗溺的内因多为五脏虚损、三焦气化不利，外因为湿热太盛或邪热内迫。详细分为下面几点：

（1）年老体虚：尿频之症在体弱、年龄大或长期卧床的人较易发生，这是由于肾气不足，命门火衰，不能温阳利水，以致膀胱气化无权，或久病久卧之人失于调养，耗气伤精导致。

（2）禀赋不足：素体虚弱的人，肾气不足，下元虚寒，会使闭藏失职，膀胱气化失调而发生遗溺。

（3）湿热内蕴：外感湿热之邪或由于长期吃油腻刺激的食物导致湿热，使肝经不能疏利，继而移于膀胱，而致遗溺。

（4）情志因素：生气、上火、受惊、紧张或兴奋等原因都可导致遗溺。

（5）其他原因：头部外伤、尿道畸形等。

遗溺病位在膀胱，但与肺、脾、肾、肝、心关系密切。本病属本虚标实之证。

4.中医辨证分型及膏方调治

（1）脾肾两虚型

主症： 小便不能控制，点滴而出或者色清量多，有时会有全身肿，面色萎黄，乏力，气短，食欲不佳，睡觉时流口水，经常腰酸背痛，四肢发冷。舌淡胖，苔薄白，脉沉缓。

治法： 健脾补肾，固肾缩尿。

膏方： 四神缩泉膏。

组成： 山药300g，益智仁300g，茯苓200g，山萸肉250g，补骨脂250g，五味子250g，吴茱萸150g，大枣150g，熟地黄200g，巴戟天200g，炙甘草100g，芡实100g，鸡内金100g，莲须100g，桑螵蛸100g，海螵蛸100g，制附子90g(先煎)，杜仲100g。

制法： 共以水煎透，去渣再熬浓汁，加入鹿角胶200g，黄酒500mL，蜂蜜350g收膏，冷藏备用。

服法： 早饭后半小时服用10g，晚饭后半小时服用15g，以温开水送服。

（2）肝肾虚损型

主症： 遗尿时间很长，形体消瘦，四肢不温暖，腰腿酸软，头晕眼花，面色发白无光泽，嘴唇和指甲颜色淡，心烦失眠，月经不调，手脚心热。舌质淡或偏红，苔薄白，脉细。

治法：滋补肝肾，固涩下焦。

膏方：八味地黄缩尿膏。

组成：山茱萸200g，熟地黄200g，牡丹皮100g，茯苓150g，山药200g，附子100g（先煎），厚朴150g，桑寄生200g，补骨脂200g，金樱子200g，桑螵蛸200g，炙甘草100g，白芍100g，白术100g，海螵蛸200g，牛膝100g，杜仲100g，川芎100g。

制法：共以水煎透，去渣再熬浓汁，加入龟甲胶200g，黄酒500mL，蜂蜜350g收膏，冷藏备用。

服法：早饭后半小时服用10g，晚饭后半小时服用15g，以温开水送服。

（3）肺脾气虚型

主症：面色㿠白虚浮，下肢微有水肿，腹部胀满，便不成形或黏稠，食欲不振，少气甚至气喘吁吁，咳痰清稀色白，乏力，精神不振，不爱说话。舌淡红，苔薄白，脉细弱。

治法：健脾益肺，摄水止遗。

膏方：益肺摄水膏。

组成：人参150g，茯苓150g，白术150g，陈皮150g，山药200g，益智仁200g，桑螵蛸150g，金樱子150g，黄芪200g，升麻150g，柴胡150g，炙甘草100g，当归100g，白芍100g，厚朴90g，姜半夏150g，防风100g，川芎100g，桂枝100g，桔梗100g。

制法：人参打粉，余药以水煎透，去渣再熬浓汁，加入阿胶200g，黄酒500mL浸泡烊化，加蜂蜜350g，连同人参粉趁热一同冲入药中收膏，冷藏备用。

服法：早饭后半小时服用15g，晚饭后半小时服用10g，以温开水送服。

（4）肾阳虚衰型

主症：经常遗尿，夜间更频，腰腿酸软无力，畏寒肢冷，尤其是肘膝关节以下冰冷。舌淡胖，苔薄白，脉沉弱无力。

治法：补肾固元，壮阳缩尿。

膏方：补肾固元膏。

组成：菟丝子200g，泽泻150g，鹿茸200g，肉桂150g，附子100g（先煎），

石斛 150g，熟地黄 200g，茯苓 150g，牛膝 150g，续断 150g，山萸肉 200g，肉苁蓉 200g，防风 150g，杜仲 150g，补骨脂 200g，沉香 80g，巴戟天 150g，桑螵蛸 150g，川芎 150g，炙甘草 100g。

制法： 共以水煎透，去渣再熬浓汁，加入鹿角胶 200g，黄酒 500mL，蜂蜜 350g 收膏，冷藏备用。

服法： 早、晚饭后半小时服用 15g，以温开水送服。

（5）心气不足型

主症： 小便不能自控，心悸易受惊或者心中惕惕，躁动不安，胸闷气短，爱出汗，活动后加重，乏力，说话声音低弱，不爱说话，睡眠差，多梦。舌淡红，苔薄白，脉细微或结代。

治法： 益气养心，补血健脾。

膏方： 补心止溺膏。

组成： 桑螵蛸 150g，白术 200g，茯神 200g，煅龙骨 150g，炙龟甲 150g，石菖蒲 150g，远志 150g，生黄芪 200g，龙眼肉 200g，酸枣仁 200g，人参 150g，木香 150g，熟地黄 200g，山萸肉 150g，枸杞子 150g，当归 150g，炙甘草 100g，夜交藤 150g，益母草 100g，海螵蛸 200g，鸡内金 150g。

制法： 人参打粉，余药以水煎透，去渣再熬浓汁，加入阿胶 200g，黄酒 500mL 浸泡烊化，加蜂蜜 350g，连同人参粉趁热一同冲入药中收膏，冷藏备用。

服法： 早、晚饭后半小时服用 15g，以温开水送服。

（本节作者：马姝蓉）

第四节　慢性前列腺炎

1. 慢性前列腺炎的概念及临床表现

慢性前列腺炎（Chronic Prostatitis，CP）是指发生于前列腺的由病原体感染或非感染因素引起的慢性炎症，可以导致患者排尿异常、前列腺区域疼痛或不适的临床表现。本病为慢性男科疾病，常迁延反复，而且不容易治愈，极大地影响了男性患者的身心健康。

临床上慢性前列腺炎有特异性和非特异性、细菌性和非细菌性两种分类。美国国立卫生研究院将前列腺炎分为 4 型：Ⅰ型，急性细菌性前列腺炎，急性发作，会有发热，腰骶、会阴部疼痛的表现；Ⅱ型，慢性细菌性前列腺炎，比较常见，常有反复发作的下尿路感染表现；Ⅲ型，慢性前列腺炎（或诊断为慢性盆腔疼痛综合征更为确切），是指与前列腺解剖无明显直接关系的腰骶、会阴、小腹、睾丸等疼痛不适，Ⅲ型又根据前列腺液或精液或第 3 份膀胱中段尿标本常规显微镜检查，分为Ⅲ A（炎症性）和Ⅲ B（非炎症性）2 种亚型；Ⅳ型，无症状性前列腺炎，也就是说患者无主观的症状，仅在进行有关前列腺方面的检查时发现炎症性的证据。其中Ⅰ型为急性前列腺炎，Ⅱ、Ⅲ、Ⅳ型为慢性前列腺炎。该病发病率高，很多男性为其困扰，而且病程迁延日久，反复发作，难以治愈。

该病的疼痛主要表现为从前列腺中心放射到周围组织的疼痛，如阴囊、睾丸、小腹、会阴等，排尿异常表现为尿频、尿急、尿痛、尿道灼热、排不净感，或从尿道口流出白色分泌物，还有头晕耳鸣、睡眠不好、焦虑抑郁等精神神经症状，甚至出现阳痿或早泄，有些也会导致急性尿潴留。

2. 常见病因

西医学对本病的病因和发病机制的研究尚不十分明确，多认为由以下病因所致：

（1）病原体感染：本病常规细菌学检查时很难分离出病原体，但或许仍然与一些特殊的病原体感染有关，如厌氧菌、支原体、沙眼衣原体、L型变形菌、纳米细菌、真菌、病毒、结核分枝杆菌、寄生虫、滴虫等。

（2）尿动力学改变：某些因素导致膀胱口梗阻、逼尿肌－尿道括约肌协同失调、尿流率降低等都会造成尿液反流入前列腺，不仅可将病原体带入前列腺，也可直接刺激前列腺，引起慢性前列腺炎。

（3）精神心理因素：焦虑、紧张、压抑、癔病、疑病症等精神心理因素可引起自主神经功能紊乱，造成后尿道神经肌肉功能失调。

（4）免疫因素：免疫因素导致慢性前列腺炎机制尚未十分明确。

（5）其他因素：氧化应激、盆腔疾病因素、痔疮、精索静脉曲张等的发生也会造成慢性前列腺炎迁延不愈。

3. 中医病因病机

慢性前列腺炎在中医学中通常根据主要症状分为"小腹痛""精浊""尿频""淋证"之类。《黄帝内经·素问》中说小腹为厥阴所属，小腹痛与气、血、寒、热、虚、实均有关；排尿后或排便后有白色分泌物从尿道口流出者为"精浊"；小便次数多者称为"尿频"；伴有排尿疼痛者称为"淋证"。四种症状同一患者可能同时出现，也可能单独出现。常见病因有以下几个：

（1）感受外邪：外感湿热之邪，寒湿和痰浊也有见者，壅聚于下焦，时间久了病情缠绵不愈时多表现为气滞血瘀，病久耗损肾气，肾亏而膀胱郁热，故成虚实夹杂之证，或肾阴虚火旺，严重时损及肾阳导致肾阴阳俱亏。

（2）房事不洁或不节：房事不洁，湿热壅滞，气血瘀阻；或者忍精不泻，或者相火妄动，化为白浊。《素问·痿论》中"思想无穷，所愿不得，意淫于外，入房太甚，宗筋弛纵，发为筋痿，及为白淫"，提出了思虑劳伤或者淫欲太过导致宗筋受损，自行流出白浊的现象。

（3）情志不遂：前列腺归于肝经，且喜通忌滞，喜凉忌热，工作压力、情绪紧张等因素可使肝气失于条达，以致肝气横逆郁结，引发或诱发前列腺炎。

（4）饮食不节：饮食不当，没有节制，常食肥甘酒肉，酿湿生热为患。

《素问·经脉别论》"饮入于胃，游溢精气，上输于脾，脾气散精，上归于肺，通调水道，下输膀胱，水精四布，五经并行"，讲的是水饮被胃摄入后，怎样先传到脾，再运输到肺，最后灌注到膀胱的过程。由此可见肺、脾、肾是疏通水液的关键通道。本病因肺或脾或肾气道受阻，功能失调，自然会出现尿频的症状。病位在精室，与肝、肾、膀胱、肺等脏腑关系密切。病机以脾肾亏虚为本，湿热寒凝浊毒瘀滞为标，标本相兼而成，共同为患。

4.中医辨证分型及膏方调治

（1）湿热下注型

主症：尿急、尿频、排尿疼痛，小便黄赤，尿道灼热，或便秘，睾丸和会阴部坠胀疼痛。舌质红，苔黄腻，脉滑数。

治法：清利湿热。

膏方：萆薢分清膏。

组成：萆薢 200g，土茯苓 200g，车前子 200g（包煎），益智仁 200g，黄柏 150g，石菖蒲 200g，乌药 150g，泽泻 150g，薏苡仁 150g，川牛膝 150g，苍术 150g，浙贝母 150g，黄芩 150g，连翘 100g，蒲公英 100g，通草 100g，炙甘草 100g，白芍 100g，茵陈 150g。

制法：共以水煎透，去渣再熬浓汁，加入龟甲胶 200g，黄酒 500mL，蜂蜜 350g 收膏，冷藏备用。

服法：早、晚饭后半小时服用 10g，以温开水送服。

（2）肾阴虚型

主症：尿频或者尿痛，尿液混浊，尿道口流出黄色黏液，前列腺区域不适，心情烦躁，失眠多梦，面色潮红，一阵阵发热，盗汗，口干舌燥。舌质偏红少苔，脉细数或沉细。

治法：滋阴降火，固肾止遗。

膏方：滋阴固肾膏。

组成：熟地黄 200g，山茱萸 200g，知母 100g，黄柏 100g，莲子心 100g，酸枣仁 150g，牡丹皮 150g，金樱子 150g，菟丝子 150g，益智仁 150g，泽泻 150g，山药 200g，炙甘草 100g，当归 100g，巴戟天 100g，白芍 100g，女贞子 150g，桑螵蛸 100g。

制法：共以水煎透，去渣再熬浓汁，加入龟甲胶 200g，黄酒 500mL，蜂蜜

350g 收膏，冷藏备用。

服法： 早、晚饭后半小时服用 10g，以温开水送服。

（3）肾阳虚型

主症： 小便频数量多，或者是点滴而出，夜间时更重，小腹部发冷疼痛，腰骶部酸痛，倦怠乏力，精神萎靡，手足不温，阳痿早泄。舌淡红，苔白，脉沉无力。

治法： 温补肾阳。

膏方： 温肾益元前列通膏。

组成： 党参 200g，山萸肉 200g，柴胡 100g，当归 100g，白芍 100g，山药 200g，枸杞子 100g，巴戟天 150g，菟丝子 150g，茯苓 150g，桑螵蛸 100g，肉桂 150g，石菖蒲 100g，萆薢 100g，炙甘草 100g，淫羊藿 100g，仙茅 100g，制附子 90g（先煎），车前子 150g（包煎）。

制法： 共以水煎透，去渣再熬浓汁，加入鹿角胶 200g，黄酒 500mL，蜂蜜 350g 收膏，冷藏备用。

服法： 早饭后半小时服用 10g，晚饭后半小时服用 15g，以温开水送服。

（4）心火炽盛型

主症： 尿道刺痛或小便结束时尿道口有分泌物流出，同时伴有口舌生疮，心情烦躁，口渴面赤，喜冷饮，入睡困难，小便黄。舌尖红，苔薄黄，脉细数。

治法： 清心泻火，利尿通淋。

膏方： 导赤前列疏通膏。

组成： 生地黄 150g，通草 100g，知母 150g，莲子心 150g，黄柏 150g，泽兰 150g，炙甘草 100g，车前草 100g，灯心草 100g，淡竹叶 100g，栀子 100g，芦根 100g，蒲黄 100g（包煎），菊花 150g，决明子 100g。

制法： 共以水煎透，去渣再熬浓汁，加入阿胶 200g，黄酒 500mL，蜂蜜 350g 收膏，冷藏备用。

服法： 早、晚饭后半小时服用 10g，以温开水送服。

（5）脾虚气陷型

主症： 尿色混浊，尿意频频，尿道口有白色分泌物流出，排尿无力，小腹坠胀感，平时喜欢喝热水，不爱说话，睡觉时可有口水流出。舌淡红，苔薄白，脉沉濡。

治法：健脾益气，升阳化湿。

膏方：升阳益胃保腺膏。

组成：党参200g，生黄芪200g，芡实200g，金樱子150g，当归150g，白术150g，陈皮100g，白果100g，茯苓200g，泽泻200g，石菖蒲100g，羌活100g，桂枝100g，升麻60g，防风100g，炙甘草100g，葛根100g，柴胡100g，川芎100g，枳壳100g。

制法：共以水煎透，去渣再熬浓汁，加入阿胶200g，黄酒500mL，蜂蜜350g收膏，冷藏备用。

服法：早、晚饭后半小时服用10g，以温开水送服。

（6）肝郁肾虚型

主症：尿频，排尿有不净感，腰骶部、少腹部、会阴部胀痛，腹股沟刺痛，经常发脾气，胸闷，或伴有食欲不振，肠鸣音亢进，腹痛。舌淡红，苔薄白，脉弦。

治法：疏肝解郁，益气补肾。

膏方：调肝养肾疏通方。

组成：柴胡150g，白芍150g，生黄芪300g，党参300g，丹参200g，三棱150g，莪术150g，泽兰150g，枳实150g，合欢皮150g，生地黄150g，炙甘草150g，山萸肉150g，牡丹皮100g，川楝子100g，山药150g，菟丝子100g，桑椹100g，海螵蛸300g。

制法：共以水煎透，去渣再熬浓汁，加入阿胶200g，黄酒500mL，蜂蜜350g收膏，冷藏备用。

服法：早饭后半小时服用10g，晚饭后半小时服用15g，以温开水送服。

（本节作者：马姝蓉）

第五节 慢性肾功能不全

1. 慢性肾功能不全的概念及临床表现

慢性肾功能不全（Chronic Renal Insufficiency，CRI）又称慢性肾衰竭，是指各种原发病或继发性慢性肾脏疾病引起肾单位受损，肾脏代谢功能减退，导致水钠潴留、电解质及酸碱平衡紊乱等进行性肾功能损害所致的一系列症状或相关代偿紊乱的临床综合征。

慢性肾功能不全诊断要点有三条：一是慢性肾脏病史超过 3 个月，所谓慢性肾脏病，是指各种原因引起的慢性肾脏结构和功能障碍，包括病理损伤、血液或尿液成分异常及影像学检查异常；二是不明原因的或单纯的肌酐清除率（GFR）下降＜ 60mL/min（老年人 GFR ＜ 50mL/min）超过 3 个月；三是在 GFR 下降过程中出现与肾衰竭相关的各种代谢紊乱和临床症状。

本病按肾功能损害程度分为四个时期：①肾功能不全代偿期：血肌酐（Scr）133 ～ 177μmol/L，GFR 50 ～ 80mL/min，一般无临床症状；②肾功能不全失代偿期（氮质血症期）：Scr 177 ～ 442μmol/L，GFR 20 ～ 50mL/min，临床表现为贫血、乏力、夜尿增多、疲劳、感染，以及进食蛋白质过多、服用肾毒性药物可加剧临床症状；③肾功能衰竭期（尿毒症早期）：Scr 442 ～ 707μmol/L，GFR 10 ～ 20mL/min，临床可有明显贫血、消化道症状、轻度代偿性酸中毒及钙磷代偿紊乱，水、电解质紊乱不明显；④肾衰终末期（尿毒症期）：Scr ＞ 707μmol/L，GFR ＜ 10mL/min，临床出现尿毒症的各种症状，如明显贫血、严重恶心呕吐、各种神经并发症，水、电解质、酸碱平衡严重紊乱。治疗时需要采取控制血压、血糖、血脂、尿蛋白、血肌酐、GFR 等指标，纠正酸中毒和水、电解质紊乱，限制蛋白饮食并摄入足够热量，纠正贫血、低钙、高磷和营养不良，防治感染等具体措施。当 GFR ＜ 10 mL/min 并有明显尿毒症表现，或糖尿病肾病患者 GFR 在

10～15mL/min 时应进行血液透析、腹膜透析、肾脏移植等替代疗法。往往在西医治疗的基础上予以中医巩固治疗效果更加显著并可控制病情，延缓发展。

2. 常见病因

形成慢性肾功能不全的病因有很多，主要分为以下两类：

（1）原发疾病：常见于肾炎，如肾小球肾炎等；遗传性肾病，如多囊肾、Alport 综合征等；感染性肾病，如肾结核、肾盂肾炎等；梗阻性肾病，如输尿管、尿路结石等。

（2）继发疾病：①代谢异常所致肾损害，如糖尿病肾病、淀粉样变肾病、痛风性肾病等疾病，肾脏的代谢功能有限，过多的糖、尿酸、淀粉样蛋白沉积于肾而引发肾脏的损害；②血管性肾病变，如高血压性肾病，是原发性高血压引起的良性小动脉肾硬化和恶性肾小动脉硬化；③全身系统性疾病，如狼疮性肾炎、多发性骨髓瘤、血管炎肾脏损害等，具体形成机制不明，多是与免疫有关；④中毒性肾病，如镇痛药、重金属中毒等引起的肾损害。

3. 中医病因病机

本病没有明确的中医病名，可属中医"水肿""关格""癃闭""腰痛""虚劳""肾劳"等范畴。常见的病因有以下几点：

（1）久病体虚：患者患病或者卧床时间长，肾元亏虚，脾失健运，气化不足，开阖失常，或瘀血日久，则形成慢性肾功能不全。

（2）感受外邪：外感风、湿、寒、热之邪，导致肺卫失和，水道流通不利，湿浊壅盛，而损伤脾肾之气。

（3）劳欲过度：过度劳累、房事过纵或心思繁重都可以引起脾肾虚衰，肾气内伐，不能化气利水则水液内停，肝脏失养则风动内扰。

（4）饮食不当：脾胃受损，运化失健，凝湿成浊，而成湿热。

（5）先天禀赋不足：少数因为小儿先天禀赋不足，肾气亏极所引起。

本病一部分患者是因实致虚，一部分患者是因虚致实，因实致虚的是由水湿、湿热、浊毒、风邪、瘀血阻滞等发病，阻闭气机，肾脉失养而得此病；因虚致实的是由肾病日久，肺脾肾三脏功能失调，水液代谢紊乱，津不上承，浊不下泄而为病。病情往往呈进行性加重，且每因以上病因而缠绵反复。慢性肾功能不全为本虚标实之证。虚者多以脾肾亏虚为本，实者多以湿浊内阻、瘀毒留滞为标。

4.中医辨证分型及膏方调治

（1）湿浊瘀毒型

主症： 全身浮肿，恶心呕吐，食欲不振，脘腹满闷不舒，面唇暗淡，皮肤干燥，有像枯田一样的细纹。舌淡红，苔白腻，脉滑。

治法： 祛湿泄浊，化瘀解毒。

膏方： 泄浊保肾膏。

组成： 金银花300g，生地榆350g，白茅根350g，藿香350g，茯苓150g，泽泻150g，车前子100g（包煎），丹参250g，连翘150g，厚朴150g，大黄50g，半夏50g，生黄芪400g，炙甘草100g，山楂100g，卷柏100g，芦根150g，泽兰100g，茵陈100g，川芎150g，当归100g，桃仁100g。

制法： 共以水煎透，去渣再熬浓汁，加入阿胶200g，黄酒500mL，蜂蜜350g收膏，冷藏备用。

服法： 早饭后半小时服用10g，晚饭后半小时服用15g，以温开水送服。

（2）阳虚水泛型

主症： 全身重度浮肿，腰酸腰痛，食欲不振，恶心，面色㿠白，小便量少，大便稀溏。舌淡胖，苔白滑，脉沉细。

治法： 温阳化气利水。

膏方： 补肾温阳利水膏。

组成： 生黄芪300g，大黄100g，党参300g，茯苓200g，白术200g，楮实子200g，当归150g，炙甘草150g，肉苁蓉100g，泽泻150g，白芍100g，淫羊藿100g，生姜90g，制附子90g（先煎），桂枝100g，路路通100g，车前子150g（包煎），菟丝子150g。

制法： 共以水煎透，去渣再熬浓汁，加入阿胶200g，黄酒500mL，鹿角胶100g，蜂蜜200g收膏，冷藏备用。

服法： 早饭后半小时服用10g，晚饭后半小时服用15g，以温开水送服。

（3）脾肾阳虚型

主症： 浮肿，倦怠无力，食欲差，不爱活动，平时怕冷，四肢和腰部发凉，小便量少，大便不成形，甚则呕吐清水，口中有尿臭味，口不渴，有时会鼻出血，或胃肠道出血而出现大便色黑或呕血的情况。舌淡红，胖大有齿痕，苔薄白或腻，脉沉细或濡细。

治法： 温补脾肾，益气养血。

膏方： 补益脾肾利尿膏。

组成： 菟丝子150g，鹿茸150g，巴戟天200g，女贞子150g，桑椹150g，红参200g，白术200g，茯苓150g，黄芪200g，当归150g，远志150g，陈皮120g，炙甘草100g，白豆蔻100g，莲子150g，车前子150g（包煎），制附子100g（先煎），桂枝100g，生姜150g，大枣100g。

制法： 红参、鹿茸打粉，余药以水煎透，去渣再熬浓汁，加入鹿角胶200g，黄酒500mL浸泡烊化，加蜂蜜350g，连同红参、鹿茸粉趁热一同冲入药中收膏，冷藏备用。

服法： 早饭后半小时服用10g，晚饭后半小时服用15g，以温开水送服。

（4）肝肾阴虚型

主症： 全身乏力，水肿，头晕头痛，腰酸耳鸣，双眼干涩昏花，鼻衄，口干总想喝水，手脚心热，心情烦躁，便秘，小便黄。舌偏红，苔薄黄，脉弦细数。

治法： 滋肾育阴，清利泄浊。

膏方： 滋肾育阴消肿膏。

组成： 生地黄200g，天花粉150g，地骨皮200g，山萸肉150g，山药200g，枸杞子150g，菊花150g，黄柏150g，知母100g，丹参100g，赤芍100g，炙甘草100g，茯苓150g，茯神150g，决明子150g，车前子150g（包煎），菟丝子150g，泽泻200g，萆薢150g，佛手100g，香橼100g。

制法： 共以水煎透，去渣再熬浓汁，加入龟甲胶200g，黄酒500mL，蜂蜜350g收膏，冷藏备用。

服法： 早饭后半小时服用10g，晚饭后半小时服用15g，以温开水送服。

（5）阴阳两虚型

主症： 全身浮肿，怕冷，四肢不温，口干咽燥，手脚心热，心烦，便秘，小便量少色黄。舌淡红，苔薄白，脉沉细无力。

治法： 滋阴壮阳，补肾利尿。

膏方： 鹿茸双补膏。

组成： 鹿茸200g，锁阳200g，补骨脂150g，杜仲150g，肉苁蓉100g，菟丝子 100g，楮实子 150g，胡芦巴 150g，牛膝 150g，巴戟天 150g，泽泻 150g，炙甘草 100g，熟地黄 150g，山萸肉 150g，仙茅 150g，茯苓 200g，茯神 200g，黄柏 150g，苍术 150g，西洋参 100g，焦神曲 100g，焦山楂 100g，焦麦芽 100g。

制法： 鹿茸打粉，余药以水煎透，去渣再熬浓汁，加入阿胶 200g，黄酒 500mL 浸泡烊化，加蜂蜜 350g，连同鹿茸粉趁热一同冲入药中收膏，冷藏备用。

服法： 早饭后半小时服用 10g，晚饭后半小时服用 15g，以温开水送服。

（本节作者：马姝蓉）

第六章　脾胃病膏方调治

第一节　慢性胃炎

1. 慢性胃炎的概念及临床表现

慢性胃炎为一种病理状态，系指不同病因引起的胃黏膜损伤的炎症反应过程，通常包括上皮损伤、黏膜炎症反应和上皮再生三个过程。作为一种临床常见病，其发病率在各种胃病中居首位。慢性胃炎病因、病理改变和临床表现不一，分类较多。目前公认的按病理改变进行分类，分为萎缩性胃炎和非萎缩性胃炎，胃镜及病理检查对胃炎的诊断及鉴别诊断具有决定性意义。

2. 常见病因

（1）生物因素：幽门螺杆菌（HP）为慢性胃炎的主要致病菌，90%以上的慢性胃炎患者均有幽门螺杆菌感染。幽门螺杆菌可以产生多种酶，对黏膜具有破坏作用，它还可以分泌细胞毒素，导致胃黏膜细胞空泡样变性及坏死，同时它还可以造成自身免疫损伤。

（2）免疫因素：部分慢性胃炎的发病与免疫因素有关，患者血清中能检测到壁细胞抗体或内因子抗体，这两项阳性可以表现为以胃体为主的胃炎。

（3）物理因素：如进食过冷过热等刺激性食物、浓茶、浓咖啡、烈酒、辛辣粗糙食物，长此以往均可导致胃黏膜反复损伤，引起慢性胃炎。

（4）化学因素：吸烟是慢性胃炎的常见发病原因之一，烟草中的尼古丁可影响胃黏膜的血液循环，同时影响幽门括约肌功能，易造成胆汁反流。长期服用非甾体类抗炎药如阿司匹林、布洛芬以及糖皮质激素类药物等均可导致胃黏膜屏障的破坏。

（5）其他：如随着年龄增长、慢性营养不良，或是患有心力衰竭、肝硬化、糖尿病等疾病者均可伴有慢性萎缩性胃炎的发生。

3. 中医病因病机

慢性胃炎中医可将其归为"胃脘痛""胃痞""嘈杂""呕吐"等范畴。从中医来讲，慢性胃炎的常见病因有以下几种:

（1）饮食不节:《素问·痹论》云:"饮食自倍, 肠胃乃伤。"暴饮暴食, 饥饱无常; 或恣食生冷, 寒积胃脘, 损伤脾胃之气, 气机升降失常; 或过食辛辣肥甘, 过饮烈酒, 酿热生痰, 损伤脾胃, 均可出现胃痛、痞满之症。

（2）情志不遂:肝为将军之官, 喜条达而恶抑郁。若情志不遂, 忧思恼怒, 抑郁不疏, 肝郁气滞, 疏泄失职, 横犯脾胃, 脾胃失和, 则可致胃脘胀痛、反酸、嘈杂、恶心、呕吐等症。正如《临证指南医案》所言:"肝为起病之源, 胃为传病之所。"《沈氏尊生书·胃痛》曰:"胃痛, 邪干胃脘病也……唯肝气相乘为尤甚, 以木性暴且正克也。"

（3）体虚久病:素体脾胃虚弱, 或劳倦内伤, 中伤脾胃; 或久病不愈, 延及脾胃, 脾胃虚弱, 阳气不振, 胃纳不佳, 脾失健运, 故而发为胃脘疼痛胀满。正如《兰室秘藏·中满腹胀论》中谓:"脾胃久虚之人, 胃中寒则生胀满, 或脏寒生满病。"久病湿浊内蕴, 郁而生热, 灼伤胃络; 或气滞血瘀, 病邪留滞, 瘀久化热; 或肝气久郁, 化而为火, 耗液伤津, 日损及阴, 均可发为胃脘灼痛、口干咽燥、大便艰涩等胃阴不足之症。

（4）瘀血阻络:胃病日久, 迁延不愈, 气血阻滞胃腑; 或术后损伤, 瘀血内生, 胃络失于滋养; 或情志不畅, 气机郁结, 久而致瘀, 可致胃痛持续, 甚则可出现呕血及黑便。正如《临证指南医案·胃脘痛》云:"胃痛久而屡发, 必有凝痰聚瘀。"

慢性胃炎的病因复杂, 其病位在胃脘, 胸膈以下, 与脾胃直接相关, 并与肝、肾关系密切。其病机多由脾胃素虚, 内外之邪复而乘之, 使脾之清阳不升, 胃之浊阴不降, 故而影响脾胃运化所致。各种致病因素往往互相联系, 病机有虚实之分, 初起以邪实为主, 外感六淫, 情志郁结, 或因饮食不节, 导致气滞、痰凝、血瘀, 或蕴湿生热终致脾胃运化失常, 不通则痛; 久病则以虚为主, 或虚实相兼, 寒热错杂, 最终可导致气阴两虚兼血瘀之证。

4. 中医辨证及膏方调治

（1）肝胃不和型

主症：胃脘胀满或胀痛，或伴有胁肋胀痛，嗳气，泛酸，或见胸闷，食少，大便不畅。舌红或淡暗，苔薄白，脉弦。

治法：疏肝理气，和胃止痛。

膏方：柴胡疏肝和胃膏。

组成：柴胡100g，郁金150g，延胡索100g，丹参200g，枳壳150g，白术100g，茯苓200g，陈皮100g，厚朴150g，黄连50g，川芎100g，桃仁70g，生甘草50g，苍术100g，木香100g，鸡内金100g，砂仁90g，百合100g，当归100g。

制法：共以水煎透，去渣再熬浓汁，加入琼脂250g，蜂蜜200g收膏，冷藏备用。

服法：早、晚饭后半小时服用10g，以温开水送服。

（2）脾胃虚弱型

主症：胃脘胀满或隐痛，胃部喜温喜按，乏力，畏寒，食少，气短懒言，或呕吐清水，大便稀溏。舌质淡，边有齿痕，脉沉细弱。

治法：温中健脾，和胃止痛。

膏方：健脾益胃膏。

组成：黄芪300g，党参200g，山药250g，薏苡仁150g，白术100g，茯苓150g，炙甘草50g，白豆蔻150g，砂仁100g，干姜100g，肉桂100g，陈皮100g，炒山楂100g，炒神曲150g，炒麦芽200g，当归200g，升麻50g，木香100g，厚朴150g。

制法：共以水煎透，去渣再熬浓汁，加入阿胶250g，蜂蜜200g，黄酒500mL收膏，冷藏备用。

服法：早、晚饭后半小时服用10g，以米汤送服。

（3）肝胃郁热型

主症：胃脘灼痛，泛酸嘈杂，口干口苦，烦躁易怒，大便秘。舌质红，苔黄或苔腐或苔腻，脉弦数或脉弦。

治法：疏肝泄热，和胃止痛。

膏方：疏肝清热和胃膏。

组成： 柴胡 100g，黄连 150g，海螵蛸 200g，浙贝母 100g，蒲公英 150g，栀子 100g，陈皮 100g，白术 150g，茯苓 150g，泽泻 100g，金钱草 150g，炙甘草 50g，木香 100g，法半夏 100g，黄芩 100g，太子参 150g，生石膏 100g（先煎另兑），大黄 60g，焦神曲 100g，焦山楂 100g，焦麦芽 100g。

制法： 共以水煎透，去渣再熬浓汁，加入黑芝麻 250g，鳖甲胶 150g，冰糖 200g 收膏，冷藏备用。

服法： 早、晚饭后半小时服用 10g，以温开水送服。

（4）胃阴不足型

主症： 胃脘胀满或灼痛，胃中嘈杂，饥不欲食，口干，食少，或干呕，大便秘结。舌红少津，少苔，脉弦细或细数。

治法： 滋阴清热，和胃止痛。

膏方： 养阴益胃膏。

组成： 沙参 200g，生地黄 150g，熟地黄 200g，麦冬 200g，石斛 150g，砂仁 100g，白芍 150g，桑椹 200g，枳实 100g，厚朴 100g，当归 200g，莪术 100g，炙甘草 100g，石膏 200g，牛膝 100g，知母 50g，玄参 100g，天花粉 100g，牡丹皮 100g，赤芍 100g，延胡索 100g，川楝子 100g。

制法： 共以水煎透，去渣再熬浓汁，加入黑芝麻 250g，鳖甲胶 150g，龟甲胶 150g，黄酒 500mL，蜂蜜 100g 收膏，冷藏备用。

服法： 早、晚饭后半小时服用 10g，以米汤送服。

（本节作者：王辉）

第二节　胃食管反流病

1. 胃食管反流病的概念及临床表现

胃食管反流病是由胃、十二指肠内容物反流入食管引起的食管炎症性病变，内镜下表现可见食管黏膜的破损，即食管糜烂和（或）食管溃疡。胃食管反流病可发生于任何年龄的人群，成人发病率随年龄增长而升高。中老年人及肥胖、吸烟、饮酒、精神压力大者是本病的高发人群。

目前胃食管反流病主要分为非糜烂性反流病、反流性食管炎和巴雷特食管三大临床类型。临床主要表现为烧心、反酸、胸骨后灼痛、咽喉不适、口苦、嗳气、反胃等症状，还可伴有呕吐、咽部异物感、咳嗽、哮喘等症状。

2. 常见病因

（1）食管胃反流屏障受损：食管胃反流屏障是指食管和胃连接处的一个解剖区域，包括食管下括约肌（LES）、膈肌脚、膈食管韧带、食管与胃底间的锐角（His角）等，以上各部分的结构和功能出现问题均可造成胃食管反流。

1）食管下括约肌（LES）松弛或压力减低：在食管末端3～4cm长的位置有一束环状肌肉叫食管下括约肌（LES），它就如同食管的门户，人体在正常吞咽时，LES松弛打开，食物得以进入胃中；在非进食状态下，LES收紧，压力增大，防止胃酸及食物反流入食管中。

正常人在休息时LES压为10～30mmHg，为防止胃内容物反流入食管，LES呈一种高压状态。LES部位的结构遭到破坏时可使LES压力下降，如患有贲门失弛缓症的患者经手术治疗后的常见并发症即为反流性食管炎。

还有一些因素可影响LES压力减低，如某些激素（如胆囊收缩素、胰生糖素、血管活性肠肽等），食物（如高脂肪食物、巧克力等），某些药物（如钙通道阻滞剂、硝酸甘油、地西泮）等。腹内压增高也同样可导致 LES 的压力减低，如妊娠、大量腹水、剧烈呕吐、负重劳动，以及急性胃扩张、胃排空延迟等均可导致胃食管反流症状出现。

2）一过性 LES 松弛（TLESR）：在正常吞咽时，LES 自然松弛，食物得以进入胃内。TLESR 为一种病理表现，与正常吞咽时引起的 LES 松弛不同，它在无吞咽动作和食管蠕动的刺激下松弛时间更长，LES 压力下降速率更快，LES 的最低压力更低，患者 TLESR 较频繁就更容易造成胃食管反流。目前认为 TLESR 是引起胃食管反流的主要原因。

3）食管裂孔疝：食管裂孔疝在一定程度上可加重反流并降低食管对酸的清除，多数的食管裂孔疝患者可导致胃食管反流病。

（2）食管酸清除能力减低：正常情况下一部分食管内容物是通过重力作用排入胃内的，而大部分食物是通过食管体的自发和继发性推动作用将食管内容物排入胃内，这就是食管的廓清运动。吞咽动作可以诱发食管自主性蠕动，反流物进入食管引起食管扩张可以反过来刺激食管引起继发性蠕动，食管廓清可以减少食管内酸性物质的残留，减轻对食管的刺激。

（3）食管黏膜防御功能受损：有很多胃食管反流病患者虽有反流症状，但镜下却没有明显的食管黏膜损害，这就提示了食管黏膜对反流物质是具有防御能力的，这种防御作用被称为食管黏膜组织抵抗力。食管上皮表面黏液、不移动水层和表面 HCO_3^-、复层鳞状上皮结构以及黏膜血液供应均具有黏膜保护作用，反流刺激加之食管黏膜防御功能受损即可出现食管黏膜的损害。

（4）胃排空延迟：胃食管反流病往往餐后多见，其反流频率与胃内容物的含量、成分及胃排空情况有直接关系。胃排空延迟，腹腔压力增加，即可造成食物及酸碱反流出现食管炎的症状。

3. 中医病因病机

胃食管反流病中医应归属于"吐酸""胃脘痛""噎膈""嘈杂""呕吐""食管瘅"等范畴。胃食管反流病的常见中医病因为以下几方面：

（1）饮食不节，烟酒无度：暴饮暴食，饥饱无常，嗜食肥甘厚味，酿湿生热化痰，阻滞气机，气机上逆故见反酸、吐酸。

（2）情志不遂，思虑太过：忧思恼怒，情志抑郁，气机郁结，肝气横逆，克脾犯胃，脾失升清，胃失和降，故见反酸、嘈杂、恶心呕吐等症。《沈氏尊生书·胃痛》曰："胃痛，邪干胃脘病也……唯肝气相乘为尤甚，以木性暴且正克也。"

（3）禀赋不足，脾胃虚弱：素体脾胃虚弱之人，或劳倦内伤，或久病不愈，中伤脾胃，脾胃气虚，阳气不得疏展，虚而为滞，胃气不降，浊气上逆，发而为病。

（4）感受外邪，寒热客胃：外感寒湿及湿热之邪，蕴蓄脾胃，郁而化热生痰，阻滞气机，脾胃运化失司，痰浊上逆故见嘈杂、反酸、胃脘灼痛等症。

（5）素有胆疾，胆邪犯胃：肝胆气郁，胆汁排泄不畅，胆汁横溢，上犯于胃，郁而生热，胃气不降，冲逆而上，故而为病。

胃失和降，胃气上逆为本病基本病机，肝胆失于疏泄，脾失健运，胃失和降，肺失宣肃，胃气上逆，上犯食管，形成本病的一系列临床症状。禀赋不足、脾胃虚弱为胃食管反流病发病基础，土虚木乘或木郁土壅，致木气恣横无制，肝木乘克脾土，胆木逆克胃土，导致肝胃、肝脾或胆胃不和；气郁日久，化火生酸，肝胆邪热犯及脾胃，脾气当升不升，胃气当降不降，肝不随脾升，胆不随胃降，以致胃气挟火热上逆；肝火上炎侮肺，克伐肺金，消灼津液，肺失肃降而咳逆上气，气机不利，痰气郁阻胸膈；病程日久，气病及血，则因虚致瘀或气滞血瘀。本病病理因素有虚实两端：属实的病理因素有痰、热、湿、郁、气、瘀；属虚者责之于脾。本病病机特点一为逆，二为热，三为郁。

初病以实热为主，湿、痰、食、热互结导致气机升降失调，胃气夹酸上逆；久病火热之邪，耗津伤阴，虚火上逆，因实而致虚。初病在气，脾胃气郁失其升降，肝气郁失其条达，肺气郁失其宣肃，大肠气郁失其通导，气郁迁延，由气滞而血瘀，气虚而致瘀，或气郁久而化热，耗伤阴血，津枯血燥而致瘀，气病及血。禀赋不足，素体亏虚，久病迁延，耗伤正气，均可引起脾胃虚弱，运化失常，浊气内生，气逆、食滞、火郁、痰凝、湿阻、血瘀相兼为病，因虚而致实。

4. 中医辨证及膏方调治

（1）胆热犯胃型

主症：口苦咽干，烧心，胁肋胀痛，或有胸背痛，反酸，嗳气，反食，心烦失眠，易饥。舌红，苔黄腻，脉弦滑。

治法：清化胆热，降气和胃。

膏方：清胆和胃膏。

组成：柴胡100g，黄芩100g，党参200g，炙甘草100g，生姜100g，大枣150g，枳实150g，陈皮150g，茯苓200g，黄连100g，金钱草150g，栀子100g，蒲公英100g，法半夏100g，太子参100g，苏梗150g，厚朴200g，杏仁100g，桔梗150g，鸡内金200g，海螵蛸200g。

制法：共以水煎透，去渣再熬浓汁，加入明胶250g，冰糖100g收膏，冷藏备用。

服法：早、晚饭后半小时服用10g，以温开水送服。

（2）气郁痰阻型

主症：咽喉不适如有痰梗，胸口不适，嗳气或反酸，或伴有吞咽困难，声音嘶哑，半夜呛咳。舌苔白腻，脉弦滑。

治法：开郁化痰，降气和胃。

膏方：理气化痰和胃膏。

组成：柴胡100g，黄芩100g，党参150g，炙甘草100g，清半夏100g，生姜50g，大枣150g，枳实100g，陈皮150g，茯苓200g，黄连60g，金钱草100g，蒲公英100g，紫苏梗100g，厚朴150g，木香100g，延胡索150g，薄荷60g(后下)，香橼100g，佛手100g，鸡内金100g，炙甘草100g。

制法：共以水煎透，去渣再熬浓汁，加入明胶250g，冰糖100g收膏，冷藏备用。

服法：早、晚饭后半小时服用10g，以温开水送服。

（3）瘀血阻络型

主症：胸骨后灼痛或刺痛，放射至后背痛，或伴有呕血或黑便，烧心，反酸，嗳气，胃脘刺痛。舌质紫暗或有瘀斑，脉涩。

治法：化瘀通络，降气和胃。

膏方：化瘀通络和胃膏。

组成：桃仁100g，红花100g，当归200g，生地黄150g，川芎100g，赤芍150g，牛膝100g，桔梗100g，柴胡60g，枳实100g，厚朴150g，炙甘草100g，莪术70g，延胡索100g，丹参150g，天冬100g，蒲黄100g（包煎），陈皮100g，制大黄100g，三七60g（另兑），山楂100g，麦芽100g。

制法：共以水煎透，去渣再熬浓汁，加入阿胶 150g，鳖甲胶 150g，冰糖 100g，黄酒 500mL 收膏，冷藏备用。

服法：早、晚饭后半小时服用 10g，以温开水送服。

（4）中虚气逆型

主症：反酸或泛吐清水，嗳气，胃脘隐痛或痞闷不适，食欲不振或餐后饱胀，神疲乏力，大便溏薄。舌淡，苔薄，脉细弱。

治法：疏肝理气，健脾和胃。

膏方：调中降逆和胃膏。

组成：旋覆花 100g（包煎），代赭石 150g，人参 150g，干姜 100g，半夏 100g，大枣 200g，炙甘草 100g，陈皮 150g，白术 150g，茯苓 200g，厚朴 150g，山药 200g，木香 100g，生地黄 100g，桂枝 100g，白芍 100g，苏梗 150g，杏仁 100g，鸡内金 150g，海螵蛸 200g，焦三仙各 100g。

制法：共以水煎透，去渣再熬浓汁，加入阿胶 250g，饴糖 200g，黄酒 500mL 收膏，冷藏备用。

服法：早、晚饭后半小时服用 10g，以米汤送服。

（本节作者：王辉）

第三节　消化性溃疡

1. 消化性溃疡的概念及临床表现

消化性溃疡主要是指发生在胃和十二指肠的慢性溃疡，亦可发生于食管下段、胃空肠吻合口周围及含有异位胃黏膜的麦克尔（Meckel）憩室。这些溃疡的形成与胃酸和胃蛋白酶的消化作用有关，故称消化性溃疡。本病以青壮年居多，男性多于女性。

2. 常见病因

（1）幽门螺杆菌：幽门螺杆菌（HP）是目前医学界研究最多也是被公认的消化性溃疡的重要致病因素之一，原因有以下两点：

①消化性溃疡患者的幽门螺杆菌检出率与普通人群比较明显增高，在十二指肠溃疡患者的检出率约为90%，胃溃疡患者的检出率为70%～80%。

②大量临床研究表明，成功根除幽门螺杆菌后溃疡复发率明显下降，在常规抑酸加用根除幽门螺杆菌治疗与单纯抑酸治疗相比可使溃疡复发率明显下降，这就表明去除病因后消化性溃疡可获治愈。但为什么在感染幽门螺杆菌的人群中仅有少部分人（约15%）发生消化性溃疡呢？一般认为，这是幽门螺杆菌、宿主和环境因素三者相互作用的不同结果。

（2）胃酸和胃蛋白酶：消化性溃疡的形成与胃酸、胃蛋白酶对黏膜的自身消化是密不可分的。因胃蛋白酶活性对胃酸有依赖性，当pH>4时便失去活性。因此消化性溃疡的发生与胃酸关系密切，即所谓"无酸无溃疡"。而在给予抑制胃酸分泌的药物后就能很快促进溃疡愈合，这说明胃酸是溃疡形成的直接原因，起到决定性的作用。

（3）胃黏膜防御机制受损：胃酸的损害作用一般只有在正常黏膜防御和修复功能遭受破坏时才能发生。正常的胃黏膜防御机制包括完整的黏膜－碳酸氢盐屏障，它可以在细胞表面形成非流动层，缓冲食物对黏膜的损伤及胃酸对黏膜的刺激；黏膜的修复和更新是通过细胞的不断再生与脱落之间保持一种动态平衡，在损伤部位形成一种罩膜与胃酸隔离，使病灶得以迅速修复；丰富的黏膜血流可为黏膜细胞代谢提供营养物质，清除局部代谢有害物质，维持酸碱平衡；前列腺素是胃黏膜细胞合成的一种重要物质，能刺激黏液和碳酸氢盐的分泌，增强表面活性成分，促进损伤后的黏膜修复，减少炎症介质的释放。另外还有细胞生长因子、一氧化氮、成纤维生长因子等均在黏膜防御系统中起到相应的作用。

（4）其他因素：研究表明吸烟者患消化性溃疡的概率明显高于不吸烟者，而且吸烟还能影响溃疡的愈合，诱使溃疡复发。吸烟可增加胃酸分泌，降低胰腺和十二指肠碳酸氢盐分泌，易造成幽门括约肌张力减低，胆汁反流，从而损伤胃黏膜屏障。

遗传因素曾被认为是消化性溃疡发病的重要因素，但随着幽门螺杆菌在消化性溃疡中的研究更为深入，"家族聚集"性与幽门螺杆菌感染呈现正相关性，故考虑遗传因素致病证据不足，目前关于遗传因素的作用还有待进一步研究。

急性应激和长期不良情志刺激可引起溃疡。临床观察发现，长期精神紧张、过度劳累很容易使溃疡发作或加重，不良的情志刺激可以使胃酸分泌增加，可能是通过神经内分泌途径影响胃肠分泌和运动以及影响黏膜血流的调节。

3. 中医病因病机

消化性溃疡中医应归属于"胃脘痛""吐酸""嘈杂""呕吐"等范畴。消化性溃疡从中医来讲其病因与慢性胃炎大致相同，都归结于饮食伤胃，情志不遂，脾胃虚弱，久病气滞血瘀，瘀血内阻，胃阴受损而致病。

（1）饮食不节：暴饮暴食，饥饱无常；或恣食生冷，寒邪积聚胃脘，损伤脾胃之气，气机升降失常；或过食辛辣肥甘，过饮烈酒，酿热生痰，损伤脾胃，而出现黏膜损伤之病证。

（2）情志不遂：郁怒伤肝，忧思恼怒，肝气郁滞，横逆犯胃，脾胃失和故可致胃脘胀痛、反酸、嘈杂、恶心呕吐等症。

（3）脾胃虚弱：素体脾胃虚弱，或劳倦内伤，脾胃受损；或久病不愈，伤及脾胃，脾胃虚弱，阳气不振，胃纳不佳，故而发为胃脘疼痛胀满、纳呆等症。

（4）瘀血阻络：胃病日久，迁延不愈，气血瘀滞；或术后损伤，瘀血内生，胃络失和；或情志不畅，气机郁结，久而成瘀，瘀而不通，不通则痛，重者可出现呕血及黑便。

（5）胃阴不足：病久不愈，郁而生热，虚火灼络，热耗津液，损耗胃阴，胃失濡养而作痛。

本病病位在胃，与肝、脾关系最为密切。病机主要是由于七情刺激，特别是忧思恼怒，引起肝胃不和，土虚木乘，气滞血瘀，不通则痛；或长期饮食不节，劳倦内伤，病久不愈，导致脾胃虚弱，气血失调，胃失濡养，不荣则痛。虚证可能从寒化或热化，若从寒化脾胃气虚进一步发展为脾胃虚寒；若从热化，则由肝胃郁热，热耗津液，伤及胃阴。不论是虚寒，抑或虚热，均会导致脉络瘀阻，表现为瘀血阻络之证，同时肝郁脾虚，水液代谢失司亦可兼见夹痰夹湿，或兼食积之表现，各证候之间相互关联，互相影响。

4.中医辨证及膏方调治

（1）肝胃不和型

主症：胃脘胀痛，窜及两胁，善叹息，遇情志不遂胃痛加重，嗳气，口苦，性急易怒，嘈杂泛酸。舌质淡红，苔薄白或薄黄，脉弦。

治法：疏肝理气，和胃止痛。

膏方：疏肝和胃愈疡膏。

组成：柴胡 100g，陈皮 150g，黄连 50g，白芍 150g，枳壳 100g，海螵蛸 200g，煅瓦楞子 300g，党参 200g，茯苓 200g，炒麦芽 200g，三七粉 60g，香附 150g，延胡索 100g，炙甘草 100g，木香 100g，白及 100g，鸡内金 150g，当归 150g，生姜 150g。

制法：除三七粉外，其余药共以水煎透，去渣再熬浓汁，加入明胶 250g，蜂蜜 200g 收膏，冷藏备用。

服法：早、晚饭后半小时取 10g 膏及 1g 三七粉，以米汤送服。

（2）脾胃虚弱型

主症：胃脘隐痛，喜暖喜按，空腹痛甚，得食痛减，纳呆食少，畏寒肢冷，头晕或肢倦，泛吐清水，便溏腹泻。舌质胖，边有齿痕，苔薄白，脉沉细或迟。

治法：温中健脾，和胃止痛。

膏方：健脾和胃愈疡膏。

组成：黄芪 300g，人参 200g，白芍 200g，白术 150g，陈皮 100g，干姜 90g，白及 150g，三七粉 60g，茯苓 200g，大枣 150g，炙甘草 100g，肉桂 90g，桂枝 100g，白豆蔻 150g，黄连 30g，焦山楂 100g，神曲 100g，麦芽 100g，煅牡蛎 100g，煅瓦楞子 100g，海螵蛸 100g。

制法：除三七粉外，其余药共以水煎透，去渣再熬浓汁，加入阿胶 250g，饴糖 200g，黄酒 500mL 收膏，冷藏备用。

服法：早、晚饭后半小时取 10g 膏及 1g 三七粉，以米汤送服。

（3）肝胃郁热型

主症：胃脘痛势急迫，有灼热感，口干口苦，吞酸嘈杂，烦躁易怒，便秘，喜冷饮。舌质红，苔黄或苔腐或苔腻，脉弦数或脉弦。

治法：疏肝泄热，和胃止痛。

膏方：清肝和胃愈疡膏。

组成：栀子100g，牡丹皮150g，青皮100g，陈皮100g，浙贝母100g，黄连70g，海螵蛸200g，白及150g，三七粉30g，茯苓200g，薏苡仁200g，炙甘草100g，败酱草150g，蒲公英100g，大黄100g，白花蛇舌草100g，厚朴100g，延胡索100g，川楝子100g，黄芩100g，柴胡100g，法半夏100g。

制法：除三七粉外，其余药共以水煎透，去渣再熬浓汁，加入明胶250g，冰糖100g收膏，冷藏备用。

服法：早、晚饭后半小时取10g膏及1g三七粉，以米汤送服。

（4）胃阴亏虚型

主症：胃脘隐痛或灼痛，饥不欲食，口干不欲饮，口干舌燥，纳呆干呕，失眠多梦，手足心热，大便干燥。舌红少津裂纹，少苔、无苔或剥苔，脉细数。

治法：养阴清热，和胃止痛。

膏方：养阴益胃愈疡膏。

组成：沙参200g，麦冬200g，白及150g，三七粉30g，生地黄200g，玄参100g，牡丹皮150g，赤芍100g，蒲公英100g，西洋参150g，石斛150g，白芍150g，败酱草150g，大枣200g，当归200g，炙甘草100g，山萸肉100g。

制法：除三七粉外，其余药共以水煎透，去渣再熬浓汁，加入鳖甲胶150g，蜂蜜100g，黄酒500mL收膏，冷藏备用。

服法：早、晚饭后半小时取10g膏及1g三七粉，以米汤送服。

（本节作者：王辉）

第四节　胃下垂

1. 胃下垂的概念及临床表现

胃下垂是由于悬吊力不足，支撑内脏器官的韧带松弛，或腹内压降低，腹肌松弛，导致站立时胃大弯抵达盆腔，胃小弯弧线最低点降到髂嵴连线以下的症候表现。多见于瘦长体型者、久病体弱者、经产妇、多次腹部手术有切口疝者和长期卧床少动者。临床可见腹胀、腹痛、早饱、纳呆、嗳气、排便不畅等症。胃下垂是一种功能性疾病，乃由于胃平滑肌或韧带松弛所致。因长期劳累，大脑过度疲劳，强烈的神经刺激和情绪波动不断作用于大脑皮层，使皮层和皮层下中枢功能失调，导致自主神经功能紊乱，致使胃紧张力减弱，蠕动缓慢，机能减退。但少数患者，因胃肠蠕动亢进，食物在胃内停留时间较短，营养物质不易被吸收，消化功能低下，故日渐消瘦，也可导致胃下垂和其他内脏下垂。

2. 常见病因

很多因素均可导致胃下垂，如膈肌活动力降低，腹腔压力减低，腹肌收缩力减弱，胃膈韧带、胃肝韧带、胃脾韧带、胃结肠韧带过于松弛等。

（1）胃功能紊乱：本病多见于体型瘦长、体质薄弱的人群。胃部的肌肉和韧带的松弛可引起胃下垂。

（2）不良的饮食习惯：日常生活中饮食不规律，暴饮暴食，过度食用辛辣及不易消化食物，过度饮酒都会导致胃肠功能受损，消化及蠕动功能减弱而导致胃下垂。同时，饭后立即做剧烈运动及马上投入工作，过度疲劳也会引起胃下垂。

（3）慢性疾病及大病初愈之后：临床中绝大多数慢性消耗性疾病或在大病初愈之后，可出现消化系统的并发症。如妇女多次生育，腹部肿瘤切除术，体重突然减轻，均可导致腹肌松弛或腹内压降低形成胃下垂；或如长期咳嗽、憋气、心界下移等，易造成胸腔内压增加，膈肌下移，胃肠功能失调，也是引起胃下垂的原因。

（4）细菌感染：一些人由于细菌感染，或者滥用药物也会引起胃下垂。如长期服用泻药，破坏胃肠正常菌群及功能，影响胃肠的吸收，从而导致胃下垂。

（5）气候变化：气候的变化也可引起胃下垂，尤其到了春秋季节，季节交替的时候，若受风着凉，从而引起腹痛，胃肠痉挛等，长此以往影响消化功能，可间接导致胃下垂。

3. 中医病因病机

胃下垂中医可归类于"胃痞""腹痛""虚劳"等范畴。中医学认为胃下垂病位在胃，病因不外两种。一为禀赋不足，脾胃素虚，运化失常，故表现为胃肠动力不足，乏力，纳呆，早饱，腹胀等；二为饮食劳倦，暴饮暴食，饮食不节，或劳心劳力，伤耗脾气，导致脾胃气虚，中气不足，升提无力，气虚下陷。

胃下垂总的病机当归属于脾胃虚弱，中气不足，升提无力，气虚下陷。脾虚胃弱在先，渐则出现饮食积滞，蕴湿生热，困阻脾胃，可出现渴不欲饮，不思饮食，腹胀，乏力，排气排便困难等一系列表现。脾胃气虚久则损伤脾阳，阳气不运，更可加重厌食，且可伴有胃寒，四肢不温，重则可出现呕吐等症。

4. 中医辨证分型及膏方调治

（1）脾胃虚弱型

主症：脘腹胀闷或胀痛，进食尤重，纳呆，乏力，胃寒，可伴有嗳气，泛酸，大便不畅。舌质淡，苔薄白，脉沉细无力。

治法：健脾和胃，升举阳气。

膏方：健脾益胃升举膏。

组成：黄芪400g，人参100g，白术200g，茯苓200g，炒神曲100g，炒山楂100g，陈皮150g，柴胡50g，升麻100g（后下），黄连50g，枳壳100g，炙甘草100g，木香150g，水红花子150g，桂枝200g，干姜100g，小茴香150g，当归200g，桃仁100g，大枣200g。

制法：共以水煎透，去渣再熬浓汁，加入阿胶250g，蜂蜜200g，黄酒500mL收膏，冷藏备用。

服法：早、晚饭后半小时服用 10g，以温开水送服。

（2）湿浊困脾型

主症：脘腹胀闷或胀痛，烦躁不安，纳呆，乏力，口中黏腻，可伴有嗳气不舒，泛酸，大便不畅。舌质淡红，苔白腻或厚，脉细滑或涩。

治法：化湿醒脾，益气升提。

膏方：健脾化湿升举膏。

组成：苍术 100g，白术 150g，砂仁 100g，黄芪 200g，人参 100g，泽泻 100g，茯苓 200g，薏苡仁 200g，白扁豆 150g，陈皮 100g，炙甘草 100g，升麻 100g（后下），桔梗 100g，桂枝 150g，干姜 50g，白豆蔻 150g，黄连 30g，佩兰 90g，桃仁 100g，木香 150g，厚朴 150g。

制法：共以水煎透，去渣再熬浓汁，加入阿胶 250g，冰糖 200g，黄酒 500mL 收膏，冷藏备用。

服法：早、晚饭后半小时服用 10g，以温开水送服。

（本节作者：王辉）

第五节　慢性腹泻

1. 慢性腹泻的概念及临床表现

慢性腹泻通常是指功能性腹泻，每日排便 3 ～ 5 次，少数可达十数次，便质多为稀糊状，也可为成形软便或稀水样，可带有黏液，但无脓血，可伴有腹痛或腹部不适。在最近 3 个月内每月至少 3 天，目前的症状持续至少 3 个月，并根据 Bristol 大便性状分型，稀 / 水样便 >25%，且块状 / 硬便 <25%。功能性腹泻属排除性诊断，建议在完善便常规、血常规、血沉、甲功、结肠镜、肝胆脾彩超，排除肠道内分泌肿瘤、甲亢、慢性胰腺炎、胰腺癌、肠结核等一系列疾病基础上再

行膏方调理。

2. 常见病因

（1）季节因素：长期慢性腹泻多与季节变化具有一定的关系，比如高温多雨季节变化就是为细菌、病毒提供了滋生的环境，若是在日常生活中不注意避免寒湿及饮食卫生的话，就容易招致感染，再如外伤感染和疾病传播等均会引起长期慢性腹泻。

（2）消化不良：部分患者进食不规律，或进食过多、过饱，吃不易消化及油腻食物，或因为胃动力不足导致食物在胃内潴留，影响消化，从而引起腹胀腹泻、恶心呕吐等症状，长此以往形成慢性腹泻。

（3）肠道疾病：慢性腹泻是一种症状表现，许多疾病均可见到此症。比如慢性细菌性疾病、肠结核、血吸虫病、甲状腺功能减退、炎症性肠病、尿毒症性肠病等，患病后未得到积极有效的治疗，从而导致慢性腹泻。因此应重视疾病的诊断，在出现一些症状时应积极面对，及时诊断及治疗，避免出现更为严重的后果。

3. 中医病因病机

慢性腹泻中医也称泄泻，大便溏薄而势缓者为泄，大便清稀如水而直下者为泻。《素问·气交变大论》云："岁火不及，寒乃大行，长政不用，物荣而下。"《素问·至真要大论》云："诸呕吐酸，暴注下迫，皆属于热。"该病中医可归属于飧泄、溏泄、鹜泄、湿泄、濡泄、寒泄、热泄、暑泄、水泄、风泄、食泄、痰泄、酒泄、滑泄、顿泄、久泄、脾泄、胃泄、肾泄、气泄、小肠泄、直肠泄、大瘕泄、食积泄、气虚泄、忧郁泄、溢饮滑泄、不服水土泄之范畴。

中医认为本病多因感受外邪，如湿热、暑湿、寒湿之邪；情志所伤，忧思郁怒导致肝失疏泄，横逆犯脾；饮食不节，过食肥甘厚味，或进食不洁腐败之物，脾胃运化失常，水液代谢失司所致。

（1）饮食因素：饮食不节、进食无度，或进食被细菌及毒素污染的食物，或摄食未煮熟的扁豆等都会引起脾胃功能失调，导致不同程度的腹泻。

（2）情志因素：精神紧张、情志抑郁，肝气不疏，横逆乘脾，脾胃运化失司，即可表现为腹胀，腹泻，腹中雷鸣，攻窜作痛。

（3）感受外邪：暑季感受暑湿，湿热困脾，影响脾胃运化，可见暴注下迫，粪便臭秽不堪；寒冷之季感受寒邪，往往出现寒湿夹杂为患，脾阳不振，运化水湿无权，寒湿困脾，则见泻下清稀、腹冷腹痛、四肢不温、纳差等症。

（4）禀赋不足：素体脾胃虚弱，易为湿困，脾气运化失司，故见纳呆、便溏；病久脾阳不振，累及肾阳，导致脾肾阳虚，肾失开阖，水液代谢失司，故见五更泻、胃寒，甚则可出现浮肿。

中医认为，"泄泻之本，无不由于脾胃"。本病病位在肠，与脾、胃、肝、肾密切相关。脾虚湿盛，脾失健运为其病机特点，治疗应以运脾化湿为原则。慢性泄泻以脾虚为主，当予运脾补虚，辅以祛湿，并根据不同证候，分别施以益气健脾升提、温肾健脾、抑肝扶脾之法，久泻不止者，当须固涩。同时还应注意合并急性泄泻时切不可骤用补涩，以免闭门留邪；慢性泄泻不可分利太过，以防耗伤津液；清热不可过用苦寒，以免损伤阳气；补虚不可纯用甘温，以免助湿。若病情处于寒热虚实兼夹或互相转化时，当随证施治。因本节探讨的是慢性腹泻的膏方调理，故急性腹泻不在本篇研究范围，重点以脾胃虚弱、脾肾阳虚及肝气乘脾、湿热蕴结之慢性腹泻为主要讨论内容。临床当仔细辨证，认真推详。

4. 中医辨证及膏方调治

（1）**脾肾阳虚型**

主症：大便稀溏，臭味不明显，大便频次增多，尤以清晨4～5时腹泻不能自制为主要特点，面色白，四肢清冷，平素畏寒乏力。舌质淡，苔薄白，脉沉弱。

治法：温补脾肾，助阳止泻。

膏方：温阳止泻膏。

组成：人参200g，白术200g，山药200g，陈皮150g，狗脊200g，菟丝子200g，淫羊藿200g，补骨脂200g，金樱子100g，莲子150g，白扁豆100g，干姜60g，茯苓150g，茯神150g，车前子150g（包煎），芡实100g，肉豆蔻150g，五味子100g，炙甘草100g。

制法：共以水煎透，去渣再熬浓汁，加入阿胶250g，蜂蜜200g，黄酒500mL收膏，冷藏备用。

服法：早、晚饭后半小时服用10g，以温开水送服。

（2）**胃强脾弱型**

主症：大便稀溏，大便次数增多，腹泻时无疼痛，泻不定时，多食易饥，无明显肢冷畏寒及乏力症状。舌质淡，脉浮缓。

治法：健脾益胃调中。

膏方：调胃健脾止泻膏。

组成：黄芪300g，茯苓200g，白术200g，陈皮150g，芡实100g，泽泻100g，黄连100g，木香100g，山药200g，砂仁100g，炒神曲150g，炒麦芽150g，鸡内金150g，厚朴150g，白豆蔻150g，防风100g，炙甘草100g。

制法：共以水煎透，去渣再熬浓汁，加入阿胶250g，蜂蜜200g，黄酒500mL收膏，冷藏备用。

服法：早、晚饭后半小时服用10g，以温开水送服。

（3）脾胃虚弱型

主症：大便稀溏，便后乏力明显，大便次数增多，小腹下坠感，腹痛不明显，或可伴见气虚脱肛症状，倦怠乏力，不思饮食，面色白。舌质淡，苔薄白，脉沉缓无力。

治法：健脾补肺，益气止泻。

膏方：益气健脾止泻膏。

组成：人参200g，白术150g，黄芪300g，泽泻100g，茯苓200g，桂枝200g，白芍150g，厚朴150g，苍术150g，陈皮150g，芡实100g，炙甘草100g，升麻100g，大枣200g，桔梗100g，白豆蔻150g，木香60g，山药200g，鸡内金150g，海螵蛸150g，大枣150g。

制法：共以水煎透，去渣再熬浓汁，加入阿胶250g，冰糖200g，黄酒500mL收膏，冷藏备用。

服法：早、晚饭后半小时服用10g，以温开水送服。

（4）肝气乘脾型

主症：抑郁恼怒，或情绪紧张之时即发生腹痛泄泻，腹中雷鸣，攻窜作痛，腹痛即泻，泻后痛减，排气较多，胸胁胀闷，嗳气食少。舌淡绛，苔白或白腻，脉弦滑。

治法：抑肝扶脾，调中止泻。

膏方：疏肝消痛止泻膏。

组成：柴胡100g，白芍200g，牡丹皮100g，延胡索100g，白术150g，当归100g，陈皮150g，防风150g，香附150g，黄芪200g，党参150g，白扁豆150g，

泽泻100g，白豆蔻150g，木香100g，厚朴150g，苍术150g，鸡内金150g，海螵蛸200g，炙甘草100g。

制法： 共以水煎透，去渣再熬浓汁，加入阿胶250g，冰糖200g，黄酒500mL收膏，冷藏备用。

服法： 早、晚饭后半小时服用10g，以温开水送服。

（本节作者：王辉）

第七章 神经系统疾病膏方调治

第一节 眩 晕

1. 眩晕的概念及临床表现

眩晕是患者感到自身或周围环境物体旋转或摇动的一种主观感觉障碍，常伴有客观的平衡障碍，一般无意识障碍。患者发病时感到天旋地转，如坐舟车，可以是觉得自己在转、晃动或者向某个方向倾倒，也可以感觉周围的物体在转或者好像要倒的感觉。发病时两眼紧闭，双手握床，唯恐从床上摔下来，伴恶心呕吐，严重时口吐苦水，腹痛腹泻，面色苍白出冷汗等。症状虽严重，但病人意识清醒，有些病人也可感到周围景物左右摆动，或上下浮动，以上症状称为眩晕，眩晕不是一种疾病，而是某些疾病的综合症状。

2. 常见病因

引起眩晕的疾病种类很多，不同疾病的病因也有所不同。但是人之所以感觉到眩晕，归根结底是平衡感遭到破坏，而维持平衡需要人的前庭系统、视觉系统和深感觉系统共同参与，其中哪个系统出了问题都可能引起眩晕。按照病变部位的不同，眩晕首先可分为前庭性眩晕和非前庭性眩晕，前庭性眩晕又可以分为前庭周围性眩晕和前庭中枢性眩晕两大类。前庭周围性眩晕多数与五官科疾病有关，发作时多伴有耳蜗症状，如听力的改变、耳鸣，以及恶心、呕吐、出冷汗等自主神经系统症状。部分疾病可呈反复发作性眩晕，且能自行缓解。前庭中枢性眩晕多为旋转性眩晕，眩晕发作常于 2 ～ 5 分钟达高峰，维持数分钟后，常伴有共济失调，但多无耳鸣及听力下降。前庭中枢性眩晕又称脑性眩晕，其常见病因总结如下：

（1）颅内血管性疾病：脑缺血或脑梗死造成供应前庭器官、前庭中枢的血液不足，脑出血压迫脑干、小脑的前庭中枢都可以导致眩晕。

（2）颅内占位性病变：可见于听神经瘤、小脑肿瘤、第四脑室肿瘤和其他部位肿瘤，其中最常见的肿瘤是长在小脑间的听神经瘤和长在脑干的肿瘤，病人可能伴有单侧听力障碍和头痛。

（3）颅内感染性疾病：多见于颅后凹蛛网膜炎、小脑脓肿等。

（4）颅内脱髓鞘疾病及变性疾病：见于多发性硬化和延髓空洞症。

（5）前庭神经炎：常常都在感冒后不久，突然发生很厉害的眩晕、呕吐。病人的听力正常，头脑清醒，但眩晕很严重，躺在床上不敢动，伴剧烈眼振，这种眩晕常持续十天左右然后恢复正常。

（6）其他：如脑震荡、脑挫伤及脑寄生虫病等。

3. 中医病因病机

西医的眩晕属中医"眩晕"的范畴，为临床常见病证，是由于情志、饮食内伤、体虚久病、失血劳倦及外伤、手术等病因，引起的风、火、痰、瘀上扰清窍，或精亏血少，清窍失养。本病病位在清窍，由肝阳上亢、痰火上逆、瘀血阻窍而扰动清窍，或气血亏虚、肾精不足致脑髓空虚，清窍失养发生眩晕，故与肝、脾、肾三脏关系密切。眩晕的病性以虚者居多，故张景岳谓"虚者居其八九"，如肝肾阴虚易致肝风内动，气血亏虚则脑失所养，肾精亏虚则髓海不足。眩晕实证多由痰浊壅遏，升降失常，痰火上蒙，上犯清窍，瘀血凝滞，痹阻清窍而成。眩晕的发病过程中，各种病因病机可以相互影响及转化，虚实夹杂；或阴损及阳，阴阳两虚。其主要病因病机总结如下：

（1）素体阳盛，加之恼怒过度，肝阳上亢，阳升风动，发为眩晕；或因长期忧郁恼怒，气郁化火，使肝阴暗耗，肝阳上亢，阳升风动，上扰清空，发为眩晕。

（2）饮食不节，损伤脾胃，脾失健运，气血生化无源，清窍失养而发眩晕；或过食肥甘，伤于脾胃，健运失司，以致水湿内停，聚湿生痰，痰湿中阻，浊阴不降，清阳不升，引起眩晕。

（3）外伤或术后引起气滞血瘀，痹阻清窍，发为眩晕。

（4）大病久病或失血之后，虚而不复，或劳倦过度，气血两虚，气虚则清阳不展，血虚则脑失所养，发为眩晕。

（5）肾为先天之本，藏精生髓，若先天不足，肾精不充，或年老肾亏，或久病伤肾，或房劳过度，均可致肾精亏虚，髓海失充，而脑为髓之海，髓海不足，可发生眩晕。或肾阴素亏，肝失所养，以致肝阴不足，阴不制阳，肝阳上亢，发为眩晕。

4. 中医辨证分型及膏方调治

（1）肝阳上亢型

主症： 平时爱生气，易恼怒，或长期恼怒抑郁，眩晕耳鸣，头胀痛，头重脚轻，面红目赤；急躁易怒，失眠多梦，五心烦热，面部潮热。舌红，苔少，脉弦有力或弦细数。

治法： 平肝潜阳，清火息风。

膏方： 平肝息风止晕膏。

组成： 天麻100g，钩藤150g，石决明150g，杜仲150g，牛膝150g，枸杞子150g，桑寄生100g，黄芩100g，栀子100g，白芍100g，川芎100g，葛根150g，白芷100g，石菖蒲100g，菊花100g，益母草150g，蔓荆子150g，煅龙骨100g，煅牡蛎100g。

制法： 共以水煎透，去渣再熬浓汁，加入阿胶250g，冰糖200g，黄酒500mL收膏，冷藏备用。

服法： 早、晚饭后半小时服用10g，以温开水送服。

（2）痰浊中阻型

主症： 平素饮食方面没有节制，大量饮酒或者过食肥甘，症见胸闷，恶心，食少；眩晕，头昏头重，爱睡觉。苔白腻，脉濡滑。

治法： 健脾祛湿，化痰和胃。

膏方： 健脾化痰清窍膏。

组成： 半夏150g，陈皮150g，苍术150g，白术150g，茯苓300g，薏苡仁150g，天麻100g，厚朴100g，山药100g，太子参100g，焦神曲100g，焦麦芽100g，焦山楂100g，泽泻90g，石菖蒲100g，制南星100g，川芎100g，桃仁100g，竹茹100g。

制法： 共以水煎透，去渣再熬浓汁，加入阿胶250g，冰糖200g，黄酒500mL收膏，冷藏备用。

服法： 早、晚饭后半小时服用10g，以温开水送服。

（3）瘀血阻窍型

主症： 眩晕伴头痛，多为刺痛，痛处固定不移，入夜加重；或见失眠，健忘，心悸。面唇紫暗，舌暗有瘀斑，脉涩。

治法： 化瘀生新，活血通窍。

膏方： 活血通窍止晕膏。

组成： 川芎 100g，赤芍 100g，桃仁 100g，红花 100g，石菖蒲 150g，当归 100g，地龙 60g，生姜 100g，大枣 100g，香附 100g，柴胡 90g，白芷 100g，生黄芪 200g，桂枝 100g，枳壳 150g，三七 60g（另兑），生地黄 150g，山萸肉 100g，山药 100g，菟丝子 100g，牛膝 150g，杜仲 100g。

制法： 共以水煎透，去渣再熬浓汁，加入阿胶 250g，冰糖 200g，黄酒 500mL 收膏，冷藏备用。

服法： 早饭后半小时服用 10g，晚饭后半小时服用 15g，以温开水送服。

（4）气血亏虚型

主症： 长期久病，耗阴伤血者，或大失血后没有及时恢复，或平时身体劳累思虑过度，引起眩晕，动则加剧，劳累即发，神疲倦怠，心悸少寐，面色㿠白，唇甲不华，发色不泽。舌淡苔薄白，脉细弱。

治法： 益气补血，调养心脾。

膏方： 气血双补清眩膏。

组成： 白术 100g，黄芪 150g，党参 120g，茯苓 100g，熟地黄 150g，当归 100g，远志 100g，茯神 100g，酸枣仁 100g，茯神 100g，生地黄 150g，大枣 100g，生姜 100g，桂枝 100g，白芍 150g，龙眼肉 150g，酸枣仁 90g，葛根 100g，合欢皮 200g，首乌藤 150g，鸡内金 90g。

制法： 共以水煎透，去渣再熬浓汁，加入阿胶 300g，冰糖 200g，黄酒 500mL 收膏，冷藏备用。

服法： 早、晚饭后半小时服用 10g，以温开水送服。

（5）肾精不足型

主症： 精神萎靡，觉少梦多，健忘，腰膝酸软，两眼干涩，或遗精耳鸣；或见五心烦热，咽干，舌红少苔，脉细数；或见四肢不温，形寒怯冷，舌淡胖苔白，脉沉细无力。

治法： 补益肝肾，填精益髓。

膏方：滋补肝肾定眩膏。

组成：熟地黄 300g，山茱萸 150g，山药 150g，紫河车 60g，杜仲 150g，牛膝 150g，枸杞子 150g，女贞子 100g，墨旱莲 100g，益智仁 150g，火麻仁 90g，菊花 150g，远志 150g，茯苓 100g，茯神 100g，益母草 100g。

制法：共以水煎透，去渣再熬浓汁，加入阿胶 250g，冰糖 200g，鹿角胶 150g，龟甲胶 150g，黄酒 500mL 收膏，冷藏备用。

服法：早、晚饭后半小时服用 10g，以温开水送服。

（本节作者：陈林）

第二节　脑卒中恢复期

1. 脑卒中的概念及其常见病因

"脑卒中"又称"中风"，是一种急性脑血管疾病，是由于脑部血管突然破裂或因血管阻塞导致血液不能流入大脑而引起脑组织损伤的一组疾病，包括出血性卒中和缺血性卒中。

（1）出血性卒中：即脑出血，是指非外伤性脑实质内血管破裂引起的出血，临床上表现为头痛、呕吐等颅内压增高的症状，以及偏瘫、言语不利和意识障碍等神经系统病理体征。脑出血发生的原因主要与脑血管的病变有关，可见于以下情况：

①微动脉瘤：绝大多数是由于高血压伴有脑内小动脉变性、坏死而形成微动脉瘤，在血压骤然升高时，微动脉瘤破裂而出血，出血后在脑实质内形成一种急性占位性损害。

②其他脑血管病变：包括脑血管畸形、脑膜动静脉畸形、淀粉样脑血管病、囊性血管瘤、颅内静脉血栓形成等。

③此外，抗凝、抗血小板或溶栓治疗，白血病，血栓性血小板减少症以及颅内肿瘤、酒精中毒等均可引起脑出血。

产生本病的常见诱因有情绪激动、气候变化、过度劳累、用力过猛等。本病的预后较差，死亡率很高，存活者留有严重的后遗症。

（2）缺血性卒中：又称脑梗死，它是由于局部脑组织区域出现血液供应障碍，导致脑组织缺血缺氧性病变，因而产生相应的神经功能缺失的临床症状。根据脑梗死的发病机制的不同，可分为脑血栓形成、脑栓塞和腔隙性脑梗死等主要类型。

①脑血栓形成：是由于供应脑部血液的动脉出现粥样硬化和血栓形成，使管腔狭窄甚至闭塞。

②脑栓塞：是因异常固体、液体或气体沿血液循环进入脑动脉或供应脑血液循环的颈部动脉，造成血流中断或血流量骤减而产生相应支配区域脑组织坏死。

③腔隙性脑梗死：是由高血压伴小动脉硬化引起的脑部动脉深穿支闭塞形成的脑梗死。

脑梗死的临床症状多样，常与脑损害的部位、缺血性血管大小、缺血的严重程度等有关，轻者可以完全没有症状，也可表现为反复发作的肢体瘫痪或眩晕；重者可以有肢体瘫痪，甚者伴急性昏迷。

2.临床分期

（1）脑出血临床分期

①超急期：本期是指脑出血发病后 6 小时内，此期是疾病预后转归的关键，因为脑出血 6 小时后，血肿的脑组织周边即发生不可逆性坏死，因此这 6 小时是治疗的黄金六小时。一般血肿小、颅内高压不明显者，以内科保守治疗为主；血肿量大，中线移位明显者应考虑手术治疗。

②急性期：本期是指脑出血发病后 6 小时至 2 周，此期影响病情发展变化的主要因素是脑水肿，患者表现为病情重、变化多，是脑出血引起死亡的又一个高峰期。

③恢复期：本期是指脑出血发病后 2 周至 6 个月，急性期也就是病后 2 周开始，大多数患者病情稳定，脑水肿、颅内高压征象消退，脑部机能开始恢复，进入恢复期。此期有效的内科治疗结合康复训练，可获得理想的临床效果，显著减少致残率。

④后遗症期：本期是指脑出血发病后 6 个月，此时病情稳定，重症患者可后遗偏瘫、言语障碍，甚或关节的挛缩、变形，此期可坚持中药治疗，结合以功能锻炼为主的康复治疗仍是此期一项重要的工作。只要方法正确，持之以恒，大多可有明显改善。

（2）脑梗死临床分期

①超早期：本期为脑梗死发病后的 6 小时内。此期是治疗的最理想时机，若用溶栓等方法治疗，病人可能完全恢复。

②早期：本期为脑梗死发病后的 6～72 小时内。脑组织缺血中心部分坏死，治疗目的是防止"中心梗死区"扩大。

③急性后期：本期为脑梗死发病后的 72 小时到 1 周内。治疗目的是改善脑组织水肿。这一时期病情不稳定，变化迅速。

④恢复期：本期为脑梗死发病后的一周后到 6 个月期间。病人可遗留偏瘫及语言障碍等。此阶段患者病情趋于稳定，有效的内科治疗及康复训练可使患者病情得到大幅度改善。

⑤后遗症期：本期为脑梗死发病后的 6 个月以后。该阶段病情改善缓慢，但长期应用中药调治和坚持康复锻炼后，仍可使病情进一步得到改善。

3. 恢复期的中医病因病机

脑卒中可分为脑出血和脑梗死两部分，二者均属于中医"中风"的范畴。出血性中风初期大多有肝阳暴张，痰热上壅，血随气逆，溢出脉络而出血；而缺血性中风多以气血亏虚或肝肾阴虚，风痰夹瘀阻滞脉络所致。二者皆可因劳累恼怒，酗酒饱食等因素诱发，以致阴阳失调，气血逆乱而发中风。其病因病机总结如下：

（1）阴虚体质：或因先天不足，或久病，均可引起阴血亏虚，脉络空虚，风邪入中；或因年老体衰，肝肾阴虚，阴不制阳，肝风内动。

（2）情志因素：平时抑郁恼怒，肝气郁结，郁久化火，灼伤阴液，或火盛炼液为痰，又因肝风内扰，风火痰阻滞经络而发病。

（3）过度劳累：或烦劳过度，耗气伤阴；或房事不节，耗伤肾阴，均可引起阴不制阳，阳气暴张，气血上逆，扰乱清窍。

（4）饮食不节：平时大量饮酒或过食肥甘，损伤脾胃，脾虚生湿，聚湿为痰；或素体肥胖，痰湿体质，日久均可痰郁化火，阻滞经络，或痰热生风。

无论是出血还是缺血性中风，其初期病理变化虽有不同，但瘀血为二者恢复期的基本病理转归。缺血性中风因血滞脉络而发生瘀阻；出血性中风因血溢脉外，滞留成瘀。所以出血性或缺血性中风或因离经之血瘀于脑腑，或因气虚血滞，风痰夹瘀阻滞脉络所致，而血瘀是本病的根本病理基础。因此活血化瘀是治疗中风病恢复期的基本法则。

4.恢复期的中医辨证分型及膏方调治

（1）痰瘀阻络型

主症：半身不遂，肢体麻木，口眼㖞斜，舌强语謇，口中多涎沫，色白，饮食差，食后腹胀，失眠，多梦。舌质紫暗或有瘀斑，苔滑腻，脉弦滑或涩。

治法：活血化瘀，祛痰通络。

膏方：活血祛痰通络膏。

组成：熟地黄300g，当归100g，川芎100g，赤芍100g，枳壳150g，半夏100g，苍术150g，白术150g，胆南星100g，茯苓300g，陈皮100g，杜仲150g，牛膝150g，石菖蒲100g，白僵蚕90g，厚朴100g，焦神曲100g，焦麦芽100g，焦山楂100g，郁金100g，佛手100g。

制法：共以水煎透，去渣再熬浓汁，加入阿胶250g，冰糖200g，黄酒500mL收膏，冷藏备用。

服法：早、晚饭后半小时服用10g，以温开水送服。

（2）气虚血瘀型

主症：多见于久病者，症见面色暗淡无华、肢软无力，饮食差，畏寒肢冷，半身不遂，肢体麻木。舌淡紫或有瘀斑，苔薄白，脉细涩或无力。

治法：益气活血，化瘀通络。

膏方：补阳还五通络膏。

组成：黄芪300g，炙甘草60g，桃仁100g，红花100g，赤芍100g，川芎100g，当归100g，杜仲150g，牛膝150g，枸杞子150g，地龙60g，丹参100g，鸡血藤90g，麸炒白术100g，桂枝100g，白芍100g，山药100g，焦神曲100g，焦麦芽100g，焦山楂100g。

制法：共以水煎透，去渣再熬浓汁，加入阿胶250g，冰糖200g，黄酒500mL收膏，冷藏备用。

服法：早饭后半小时服用 15g，晚饭后半小时服用 10g，以温开水送服。

（3）肝肾亏虚型

主症：半身不遂，伴患肢僵硬拘挛变形，或偏瘫，肢体肌肉萎缩，头昏，耳鸣，腰膝酸软，虚烦少寐。舌红少苔，脉细数或舌淡红，脉弦细。

治法：滋养肝肾，濡养筋脉。

膏方：肝肾双补脑通膏。

组成：熟地黄 300g，山茱萸 150g，枸杞子 150g，杜仲 150g，牛膝 150g，当归 100g，白芍 100g，山药 150g，菟丝子 100g，狗脊 100g，木瓜 90g，石斛 100g，五味子 150g，石菖蒲 150g，远志 100g，肉苁蓉 100g，巴戟天 150g，车前子 150g，川芎 150g，红花 100g。

制法：共以水煎透，去渣再熬浓汁，加入阿胶 250g，冰糖 200g，鹿角胶 250g 收膏，冷藏备用。

服法：早饭后半小时服用 10g，晚饭后半小时服用 15g，以温开水送服。

（本节作者：陈林）

第三节　痴　呆

1. 痴呆的概念及临床表现

痴呆不是一个单一的病，它包括多种原因引起的痴呆，其中主要的有阿尔茨海默病和血管性痴呆。阿尔茨海默病是一种中枢神经系统退行性疾病。起病一般非常隐匿，且进展缓慢，临床主要症状有渐进性的记忆障碍，失语，认知功能障碍，伴有人格及行为改变等神经精神症状。严重影响老年人的社交以及生活质量。

血管性痴呆是指由缺血性和出血性卒中，以及造成记忆、认知和行为等脑区低灌注的脑血管疾病所致的严重认知功能障碍综合征。血管性痴呆常合并多种危险因素，如高血压、糖尿病、高血脂、吸烟等，这些危险因素都会引起血管性痴呆。

2. 常见病因

痴呆的病因迄今未明，从目前研究来看，该病在多种因素的共同作用下发病。其中家族史、头部外伤、脑变性疾病、脑血管病、颅内感染、颅内占位性病变、低氧血症、铅汞有机物中毒、营养缺乏性脑病、甲状腺病、低教育水平、母育龄过高或过低、病毒感染等，以及丧偶、独居、经济困难、生活颠簸等社会心理因素均与该病发病有关。

3. 中医病因病机

痴呆属于中医"痴呆"的范畴，本病病位在脑，与心、肝、脾、肾功能失调关系密切。其病机特点是"虚、瘀、浊、毒"，病理性质为本虚标实。本虚为肾精不足则髓海空虚，气血亏虚则脑脉失养。标实为痰浊、瘀血、邪毒痹阻脑络。痰和瘀既是病理产物，又是致病因素。痰是体内水液运化、输布失常，停积于某些部位。脾虚痰浊内生而蒙蔽清窍，神识不清。瘀血与老年人气虚无力推动血液运行，血停于脑络，形成瘀血有关，气血运行受阻，脑髓失养，神机失用。毒系脏腑功能或气血运行失常使体内的生理或病理产物不能及时排出，蕴久化火，上扰清窍。毒邪其性恶而好窜，易侵经袭络，既腐经络，又损血气，络脉结滞，髓减脑损，则为痴呆。

其病因病机总结如下：

（1）肾精亏虚：患者年老体衰，肾精亏虚，精不能生髓，髓海空虚，神机失用发为痴呆。

（2）情志所伤：患者平时抑郁，爱生气，肝气不疏乘脾，脾虚或生湿聚痰，痰蒙清窍，神机失用；脾虚或气血生化乏源，脑失所养；若肝郁日久化火，可上扰神明，哭笑无常而成痴呆。

（3）慢性疾病耗损：慢性疾病日久耗气伤阴，气血亏虚，脑失所养；或日久气虚血行不畅，痹阻脑络，神机失用。

4. 中医辨证分型和膏方调治

（1）髓海不足型

主症： 智力减退，记忆力、计算力、判断力、定向力减退，表情淡漠，懒惰思卧，齿枯发焦，头晕耳鸣，腰膝酸软。舌瘦色淡，苔薄白，脉沉细弱。

治法： 补肾生精，填髓养神。

膏方： 七福益髓膏。

组成： 人参100g，白术150g，炙甘草60g，熟地黄300g，黄精150g，枸杞子300g，杜仲150g，怀牛膝150g，石菖蒲150g，远志150g，当归100g，川芎60g，黄柏60g，紫河车60g，仙茅150g，山药200g，菟丝子150g，桑椹100g，制首乌100g，女贞子100g。

制法： 共以水煎透，去渣再熬浓汁，加入阿胶250g，龟甲胶150g，冰糖200g收膏，紫河车须烘干研细末，再加入膏中调和，冷藏备用。

服法： 早饭后半小时服用10g，晚饭后半小时服用15g，以温开水送服。

（2）脾肾两虚型

主症： 表情呆滞，行动迟缓，记忆力减退，言语迟钝，说话颠倒，伴见腰膝酸软，肌肉萎缩，食少纳呆，口涎外溢；四肢不温，腹痛喜按，五更泄泻。舌淡体胖，苔白；或舌红少苔，脉细弱无力，尺脉尤甚。

治法： 健脾益气，补肾生精。

膏方： 补脾益肾还少膏。

组成： 熟地黄300g，枸杞子300g，茯苓300g，山茱萸150g，巴戟天150g，肉苁蓉150g，杜仲150g，怀牛膝150g，石菖蒲150g，远志100g，白术150g，人参100g，山药150g，薏苡仁300g，砂仁90g，木香60g，神曲100g，苍术150g，白芍150g，桂枝100g，大枣150g，麦冬150g，五味子150g。

制法： 共以水煎透，去渣再熬浓汁，加入阿胶250g，龟甲胶150g，冰糖200g，黄酒500mL收膏，冷藏备用。

服法： 早饭后半小时服用10g，晚饭后半小时服用15g，以温开水送服。

（3）痰浊蒙窍型

主症： 平素喜好生气，急躁易怒，可见精神抑郁，表情呆钝，静而少言，或默默不语，或喃喃自语，头重如裹，不思饮食，脘腹胀满，口多痰涎，气短乏力。

舌质淡，苔白腻，脉沉滑。

治法：健脾化浊，豁痰开窍。

膏方：健脾化痰开窍膏。

组成：人参100g，苍术150g，白术150g，茯苓200g，法半夏100g，胆南星100g，陈皮100g，枳壳150g，石菖蒲300g，郁金150g，酸枣仁300g，远志150g，夜交藤300g，桔梗30g，炒山楂100g，生甘草60g，合欢皮200g，茯神150g，厚朴100g，红曲180g。

制法：共以水煎透，去渣再熬浓汁，加入阿胶250g，冰糖200g，黄酒500mL收膏，冷藏备用。

服法：早、晚饭后半小时服用10g，以温开水送服。

（4）瘀血内阻型

主症：多有中风病史，或久病，症见神情淡漠，反应迟钝，寡言少语，健忘、睡中易惊，伴见肌肤甲错，口干不欲饮，面色晦暗。舌质紫暗，或见瘀斑瘀点，苔薄白，脉细涩。

治法：行气活血，通窍醒脑。

膏方：活血通窍益聪膏。

组成：石菖蒲150g，远志100g，郁金100g，当归100g，白芍100g，桃仁100g，红花100g，赤芍100g，川芎100g，丹参300g，地龙30g，五味子100g，益智仁100g，柴胡90g，桂枝100g，牛膝90g，炙黄芪200g，麦芽100g，山楂150g，鸡内金150g，蒲黄100g。

制法：共以水煎透，去渣再熬浓汁，加入阿胶250g，冰糖200g，黄酒500mL收膏，冷藏备用。

服法：早、晚饭后半小时服用10g，以温开水送服。

（本节作者：陈林）

第八章 慢性骨关节病膏方调治

第一节　类风湿关节炎

1. 类风湿关节炎的概念和临床表现

类风湿关节炎（RA）是一种慢性的自身免疫性疾病，通常以关节的变形为主要表现。在我国，类风湿关节炎的患病率为 0.2% ～ 0.5%，女性患者多于男性患者，为男性患者的 2 ～ 3 倍。类风湿关节炎可见于任何年龄，但多见于 50 ～ 60 岁。本病具有反复发作性，致残率较高，由于病情缠绵难愈，预后多不良，目前为止尚未明确根治的方法。

类风湿关节炎的主要临床表现为双手指间关节肿胀、掌指关节肿胀疼痛和足外侧跖趾关节肿胀疼痛，一般呈对称性，并且伴有多关节积液，以膝关节为主，继而出现软骨破坏、关节间隙狭窄，晚期甚至可见关节畸形，影响日常活动。类风湿关节炎分为急性、慢性两种。急性类风湿关节炎的发病常伴有发热，汗出，关节突发肿胀疼痛。理化检查可见白细胞升高。而慢性关节炎起病缓慢，可持续数年，并伴见软组织的损伤，早期可仅见轻度畸形，比如掌指关节畸形、膝关节屈曲畸形、髋关节屈曲畸形等，晚期畸形愈趋明显，由于湿邪累积关节日久，关节活动障碍可出现晨僵，即晨起关节僵硬难以屈伸，但活动后僵硬可缓解。关节长时间屈伸不利，日常运动减少，久而出现肌肉萎缩。

2. 常见病因

类风湿关节炎的病因目前尚未完全明确，它是一个与环境、细菌、病毒、遗传、性激素及神经精神状态等因素密切相关的疾病，而寒冷、潮湿、疲劳、营养不良、创伤、精神因素等常为本病的诱发因素。类风湿关节炎的病因基本归结为以下几类：

（1）遗传因素：自身免疫性疾病常见家族史，据统计，类风湿关节炎患者患

病的遗传因素占50% ～ 60%，类风湿关节炎患者的亲属患病的风险较普通人高
1.5倍。

（2）感染：在类风湿关节炎的病因中，一些病毒和细菌感染可能作为诱因，长期存在于人体，成为持续的抗原，刺激机体产生抗体，诱发机体产生免疫病理损伤，引发慢性滑膜炎，进而导致类风湿关节炎的发病。与类风湿关节炎发病相关的病原体包括EB病毒、结核杆菌等。

（3）性激素：类风湿关节炎女性患者为男性患者2 ～ 3倍，提示类风湿关节炎的发病可能与性激素有关。而且女性类风湿关节炎患者在孕期病情较轻，分娩1个月后病情开始加重，提示孕激素或雌 – 孕激素下降与本病的发病有密切关系。

（4）其他因素：受寒、长期吸烟饮酒、外伤及精神刺激等因素均可诱发类风湿关节炎的发病。

3.中医病因病机

类风湿关节炎在中医应归属于"痹证"范畴，又称为"顽痹""骨痹'"风湿""鹤膝风"等。"痹证"最早见于《素问·痹证》："风寒湿三气杂至，合而为痹也。其风气胜者为行痹，寒气胜者为痛痹，湿气胜者为着痹也。"提出痹证为行痹、痛痹、着痹三者合称。明代张景岳所著《景岳全书》载："凡肘膝肿痛，臂胻细小者，名为鹤膝风，以其象鹤膝之形而名之也。或只以两膝肿大，腿枯细，不能屈伸，俗又谓之鼓槌风"，首次提出了"鹤膝风"的病名。

中医认为痹证的病因病机为风、寒、湿等实邪稽留于肢体筋脉、关节，痹阻气血、经络，不通则痛。本病总属本虚标实，以正气亏虚为其本，邪气稽留为其标。本病的发生是由内因和外因互相作用的结果，但正气不足是本病发生发展的最重要原因。人体正气不足，气血两虚，感受风寒湿之邪等，留存于经络关节，使人体气血不通，病邪胶结缠绵于关节，导致关节变形、肿大。病初以邪实为主，邪在经脉，累及肌肉、筋脉、关节，致使经络壅塞，气血运行不畅，筋脉失养而发为本病。病久损伤肝肾，后期则以正气亏虚为主，提倡"以补为通"，治疗以培补肝肾兼以疏筋止痛。总之，本病以正虚为本，正虚贯穿着疾病的整个发生、发展过程。因此治疗上以扶正为先，正气充足才能祛邪有力，病邪难犯。

4. 中医辨证分型及膏方调治

（1）寒湿痹阻型

主症： 关节冷痛，触之不温，皮色不红，疼痛遇寒加重，得热痛减，关节拘急，屈伸不利，肢冷，口淡不渴。舌体胖大，舌质淡，苔白腻，脉弦紧。

治法： 散寒除湿，祛风通络止痛。

膏方： 温阳除痹膏。

组成： 枸杞子150g，五味子150g，茯苓250g，党参100g，白术100g，熟地黄200g，山萸肉100g，当归200g，黄芪300g，远志100g，麦冬100g，山药100g，杜仲150g，甘草100g，肉苁蓉150g，牛膝150g，海风藤100g，肉桂100g。

制法： 共以水煎透，去渣再熬浓汁，加入冰糖200g，黄酒500mL收膏，另将鹿茸100g，人参100g，研为粉，和入膏内拌匀，冷藏备用。

服法： 早饭后半小时服用15g，晚饭后半小时服用10g，以温开水送服。

（2）湿热痹阻型

主症： 关节肿热疼痛，局部皮色发红，发热，心烦，口渴，小便黄。舌质红，苔黄腻，脉弦滑。

治法： 清热除湿，祛风通络。

膏方： 清热通痹膏。

组成： 防己150g，杏仁150g，滑石150g，羌活150g，茵陈150g，甘草150g，连翘90g，山栀子90g，薏苡仁150g，知母90g，猪苓90g，泽泻100g，半夏90g，防风90g，苍术90g，当归100g，白术100g，黄芩90g，生石膏100g，桑寄生100g，桑叶100g。

制法： 共以水煎透，去渣再熬浓汁，加冰糖200g，鹿角胶200g，黄酒500mL收膏，另将人参60g研为粉，和入膏内拌匀，冷藏备用。

服法： 早、晚饭后半小时服用10g，以温开水送服。

（3）痰瘀互结型

主症： 病程较长，关节疼痛日久不愈，出现关节僵硬变形，患者怕冷明显，肌肉萎缩，面色淡白无华，弯腰驼背，腰膝酸软，尿多，大便不成形。舌淡，脉沉弱。

治法：活血化瘀，祛痰通络止痛。

膏方：祛痰化瘀止痛膏。

组成：苍术 150g，牛膝 150g，黄柏 150g，防己 150g，黄芪 150g，白术 150g，薏苡仁 150g，赤芍 150g，桃仁 100g，红花 100g，乳香 100g，没药 100g，玄参 100g，甘草 100g，浙贝母 120g，牡蛎 100g，竹茹 100g，枳壳 100g，太子参 100g，桑寄生 100g，神曲 100g。

制法：共以水煎透，去渣再熬浓汁，加冰糖 200g，黄酒 500mL，龟甲胶 100g，鳖甲胶 100g 收膏，另将人参 30g 研为粉，和入膏内拌匀，冷藏备用。

服法：早、晚饭后半小时服用 10g，以温开水送服。

（4）肝肾亏虚型

主症：关节变形，形体消瘦，骨节疼烦，僵硬及活动受限，筋脉拘急。伴有面色淡白少华，腰膝酸软无力，形寒肢冷，体倦乏力，或潮热盗汗。舌红苔白，脉沉细或细数。

治法：补益肝肾，益气养血。

膏方：补肾益肝壮骨膏。

组成：怀牛膝 150g，杜仲 150g，桂枝 150g，熟地黄 150g，山茱萸 150g，巴戟天 150g，肉苁蓉 150g，山药 150g，牡丹皮 100g，菟丝子 100g，鸡血藤 100g，制附子 10g，女贞子 100g，狗脊 100g，续断 100g，首乌藤 100g，海风藤 100g，益母草 100g。

制法：共以水煎透，去渣再熬浓汁，加冰糖 200g，阿胶 100g，鹿角胶 50g，鳖甲胶 50g，黄酒 500mL 收膏，另将人参 30g 研为粉，和入膏内拌匀，冷藏备用。

服法：早饭后半小时服用 10g，晚饭后半小时服用 15g，以温开水送服。

（本节作者：王欣欣、耿晓萱）

第二节　风湿性关节炎

1. 风湿性关节炎的概念及临床表现

风湿性关节炎（rheumatic arthritis）属变态反应性疾病，是一种以急性或慢性结缔组织炎症为主的疾病，是风湿热的主要表现之一。风湿性关节炎起病年龄多在 9 ～ 17 岁，且无明显性别差异。

临床表现多见急性不规律性发热、皮肤黏膜症状及关节酸楚、红肿、疼痛拒按，呈对称性、游走性。可累及全身关节，但多为大关节，如膝关节、踝关节、肩关节、肘关节、腕关节等。同时皮肤表面可见环形红斑或皮下结节。典型患者急性炎症症状常持续 2 ～ 4 周，可见关节之间的转移，即一个关节的疼痛好转或未见明显好转，另一关节又受到侵袭。也有部分患者几个关节同时发病。风湿性关节炎虽反复发作，但炎症消退后不会出现关节变形等后遗症。不典型的病人可仅出现关节疼痛而无其他明显炎症表现。由于风湿热活动期可累及心脏，因此风湿性关节炎患者常患有心肌炎、心包炎等，可见心悸、气喘等症状。

2. 中医病因病机

风湿性关节炎属于中医的"痹证"范畴，《伤寒论》中提到的"身疼腰痛，骨节疼痛……支节烦疼"即为风寒湿邪痹阻于经脉，"其人骨节疼，翕翕如有热状……三阳合病，腹满身重，难以转侧"为风湿热痹滞留于筋脉、骨节，可见痹证的发生主要由于外感风寒湿热等邪气侵袭以及正亏感邪，外邪入里。《证治准绳》中述："留着之邪与流行荣卫真气相击搏，则作痛痹……有风、有湿、有痰、有火、有血虚、有瘀血"，提出痹证的发病因素有风、湿、痰、火、血虚、瘀血。《金匮要略》中"太阳病，关节疼痛而烦，脉沉而细者，此名湿痹"，尤其论述了湿邪为痹证的重要病理因素。

风湿性关节炎常为感受风寒侵袭、冒雨涉水、久居湿地，或是盛夏炎热、贪凉饮冷，导致风、寒、湿、热等邪气入侵人体，留滞于人体经络、关节，继而引起经脉气血闭阻不通。除去外在邪气，正气亏虚也是本病的主要发病原因。先天禀赋薄弱、元气不足，或后天饮食不当，劳累过度都可以导致正气无法祛邪外出，进而诱发疾病。而本病之所以病程绵长、不易治愈，与痰瘀互结有很大关系。由此可见，虚、寒、湿、热、瘀为痹证病因病机之最关键，也是治疗风湿性关节炎的根本所在。

3.中医辨证分型及膏方调治

（1）痛痹型

主症： 肢体关节疼痛，遇寒痛增，得热痛减，关节不可屈伸，局部皮色不红，触之不热。舌红，苔薄白，脉浮缓或弦紧。

治法： 散寒除湿，祛风通络止痛。

膏方： 散寒止痛膏。

组成： 川乌50g，姜黄90g，白芍100g，当归150g，防风100g，独活100g，秦艽60g，熟地黄90g，桂枝150g，麸炒白术150g，牛膝100g，麻黄50g，黄芪150g，续断100g，白芷90g，川芎90g，延胡索100g，乌药100g，小茴香100g，仙鹤草100g。

制法： 共以水煎透，去渣再熬浓汁，加蜂蜜600g，阿胶200g，黄酒500mL收膏，冷藏备用。

服法： 早饭后半小时服用10g，晚饭后半小时服用15g，以温开水送服。

（2）行痹型

主症： 肢体关节肌肉游走性疼痛，部位走窜不定，有关节肿胀，重着感，气候突变或阴雨天尤甚，肌肤麻木不仁或身微肿，小便不利。舌红，苔薄白或薄腻，脉浮缓。

治法： 祛风除湿，散寒止痛。

膏方： 祛风除湿膏。

组成： 海风藤200g，豨莶草90g，海桐皮150g，薏苡仁150g，防己120g，苍术100g，川芎100g，羌活100g，独活100g，防风100g，桂枝100g，白芷100g，木香100g，生甘草50g，威灵仙60g，仙鹤草100g，陈皮100g，厚朴

100g，竹茹 100g。

制法： 共以水煎透，去渣再熬浓汁，加蜂蜜 600g，阿胶 200g，黄酒 500mL 收膏，冷藏备用。

服法： 早饭后半小时服用 10g，晚饭后半小时服用 15g，以温开水送服。

（3）着痹型

主症： 肢体关节疼痛重着、酸楚，多有肿胀，痛有定处，肌肤麻木，手足困重，活动不便。舌红，苔白腻，脉濡缓。

治法： 除湿散寒，祛风通络。

膏方： 除湿通络止痛膏。

组成： 薏苡仁 150g，苍术 100g，羌活 100g，独活 100g，防风 100g，桂枝 100g，当归 100g，麸炒白术 150g，川芎 100g，豨莶草 100g，秦艽 100g，防己 100g，生姜 60g，甘草 50g，蚕沙 50g（包煎），五加皮 150g，茯苓 100g，陈皮 100g。

制法： 共以水煎透，去渣再熬浓汁，加蜂蜜 600g，阿胶 200g，黄酒 500mL 收膏，冷藏备用。

服法： 早、晚饭后半小时服用 10g，以温开水送服。

（本节作者：王欣欣、耿晓萱）

第三节 痛 风

1. 痛风的概念及临床表现

痛风是一种常见的关节性疾病，是由于单钠尿酸盐沉积于骨关节、肾脏和皮下引发的急、慢性炎症和组织损伤，与嘌呤代谢紊乱及（或）尿酸排泄减少所致的高尿酸血症直接相关，属于代谢性风湿病范畴。分为原发性和继发性两大类，男性发病率高于女性，在各个年龄段都可发生。

男性或绝经后女性血尿酸 >420μmol/L（7.0mg/d），绝经前女性血尿酸 >358μmol/L（6.0mg/d）可诊断为高尿酸血症。如出现特征性关节炎表现、尿路结石或肾绞痛发作，伴有高尿酸血症应考虑痛风，关节液穿刺或痛风石活检证实为尿酸盐结晶可做出诊断。急性关节炎期诊断有困难者，秋水仙碱试验性治疗有诊断意义。

其症状包括患者经常会在夜间出现突然性的关节疼痛、水肿、红肿和炎症，发病急骤。关节的疼痛感慢慢减轻直至消失需要持续几天或几周不等。最常发病的关节是大脚趾，疼痛剧烈时会有烧灼感，发病部位还常见于手部的关节、膝盖、肘部等。病变关节在红肿、发炎、水肿后会出现组织变软、活动受限，逐渐影响日常生活。常与继发性高尿酸血症和关节炎相鉴别。

预防及治疗以控制高尿酸血症、预防尿酸盐沉积、迅速控制急性关节炎发作、防止尿酸结石形成和肾功能损害为主。

2. 中医病因病机

痛风以关节疼痛为主要症状，相当于中医的痹证。《素问·痹论》中有云："所谓痹者，各以其时重感于风寒湿之气也。"即提出痹证病因以风、寒、湿邪为主。当然，随着中医理论的完善，其病因亦逐渐完善。痹证的发生，与体质因素、气候条件、生活环境等均有密切的关系。正虚卫外不固是痹证发生的内在基础，感受外邪是痹证发生的外在条件。风寒湿热之邪，乘虚袭入人体，引起气血运行不畅，经络阻滞，或痰浊瘀血，阻于经络，深入关节筋骨，甚则影响脏腑。

（1）外感邪气：感受风热外邪，与湿邪相合，或者风寒湿痹阻于内，郁而化热，而导致风湿热合并受邪，痹阻于经络、关节之中；长期居住、工作于潮湿寒冷的地方，例如涉水冒雨，或者长期水下作业，或者阴雨潮湿季节感受寒湿之邪。另外，还可受地区条件的影响，比如北方多寒冷、南方多潮湿，患者均可受风寒湿邪的侵袭而致病。

（2）正气亏虚：劳倦过度，正气耗伤，抵抗能力下降，或者过劳后汗出当风，从而令外邪乘虚而入；若患者素体虚弱，平时锻炼极少，或者产后、病后气血不足，卫外不固，可致外邪乘虚入侵人体，发为痹证。

（3）其他：过食肥甘厚味，导致脾胃失运，湿热痰浊内生；跌仆损伤，损及肢体筋脉，气血经脉痹阻，从而发为痹证。

《灵枢·五变》云："粗理而肉不坚者，善病痹。"总体来说，外因为致病条件，而内因是发病的基础，常常因为体虚外邪乘虚而入而致痹证。因此，改善生活与工作环境、注意生活调摄以调护正气，是预防疾病的关键。

3. 中医辨证分型及膏方调治

（1）湿热痹阻型

主症：关节红肿热痛，病势较急，局部灼热，得凉则舒，可伴发热，口渴，心烦，小便短黄，大便黏腻不爽。舌质红，苔黄或腻，脉象滑数或弦数。

治法：清热祛湿，通络止痛。

膏方：清利湿热救痛膏。

组成：忍冬藤 100g，黄柏 150g，苍术 150g，薏苡仁 100g，泽泻 100g，防己 100g，牛膝 100g，金银花 100g，茯苓 100g，丹参 100g，陈皮 100g，延胡索 100g，甘草 100g，木瓜 90g，麸炒白术 100g，蒲公英 100g，白芍 150g，赤芍 90g，牡丹皮 100g，竹茹 100g。

制法：共以水煎透，去渣再熬浓汁，加蜂蜜 200g，鳖甲胶 200g，琼脂 100g，黄酒 500mL 收膏，冷藏备用。

服法：早、晚饭后半小时服用 10g，以温开水送服。

（2）痰湿痹阻型

主症：关节肿胀较甚，胸闷，痰多、色白，身重乏力，容易困倦，偶有眩晕、恶心，纳差，食后腹胀，身重不爽，大便稀或黏，可并见血糖及血脂代谢异常。舌色淡，苔白腻厚浊，脉弦滑。

治法：健脾祛湿，化痰止痛。

膏方：化痰祛湿救痛膏。

组成：薏苡仁 100g，蒲公英 90g，地龙 60g，当归 150g，赤芍 100g，延胡索 150g，丹参 150g，牛膝 150g，苍术 100g，茯苓 150g，桂枝 100g，川芎 100g，泽兰 100g，牡丹皮 100g，白芍 150g，防己 90g，白术 100g，枳壳 100g，木香 150g。

制法：共以水煎透，去渣再熬浓汁，加蜂蜜 200g，鳖甲胶 200g，琼脂 100g，黄酒 500mL 收膏，冷藏备用。

服法： 早、晚饭后半小时服用 10g，以温开水送服。

（3）脾肾亏虚型

主症： 骨节疼痛，时轻时重，腰膝软痛，气短、神疲乏力，易于疲倦，怕风、怕冷，可并见血糖及血脂代谢异常。舌淡苔白，脉沉细无力。

治法： 补脾益肾，强筋壮骨。

膏方： 补脾益肾救痛膏。

组成： 独活 150g，秦艽 150g，生地黄 150g，当归 150g，川芎 150g，丹参 150g，枸杞子 150g，牛膝 150g，杜仲 150g，桑寄生 100g，淫羊藿 100g，炒山楂 100g，生甘草 100g，肉苁蓉 90g，泽泻 100g，太子参 100g，鸡内金 90g。

制法： 共以水煎透，去渣再熬浓汁，加蜂蜜 200g，鳖甲胶 200g，鹿角胶 200g，阿胶 100g，黄酒 500mL 收膏，冷藏备用。

服法： 早饭后半小时服用 10g，晚饭后半小时服用 15g，以温开水送服。

（本节作者：王欣欣、刘诗瑶）

第四节　骨性关节炎

1. 骨性关节炎的概念及临床表现

骨性关节炎又称骨关节病、退行性关节炎、老年性关节炎等，是一种退行性病变，以关节软骨损害为主，并累及整个关节组织，常由于年纪增长、形体肥胖、关节劳损、遭受创伤、关节异常或畸形等多方面因素，引起关节软骨退化损伤、关节边缘和软骨下骨反应性增生。本病好发于中老年人，一般起病隐匿，进展缓慢。主要表现为关节及其周围疼痛、僵硬、关节骨性肥大和功能障碍。临床表现随累及关节的不同而不同。

（1）疼痛：疼痛、酸胀、不适是本病的主要症状，多发生于活动以后，休息后可以缓解。随着病情进展，负重时加重，甚至休息时也可发生疼痛，夜间可痛醒。关节活动可因疼痛而受限，致使持物、行走和下蹲困难。由于软骨无神经支配，疼痛主要由关节其他结构受累引起。

（2）晨僵和关节胶化：晨僵时间较短，一般不超过30分钟。关节胶化指在晨起或久坐后，初站立时感觉关节不稳定，需站立片刻并缓慢活动一会儿才能迈步。

（3）其他症状：随着病情进展，可出现行走时失平衡，下蹲、下楼无力，不能持重、活动受限，关节挛曲。负重关节受累将导致关节在活动过程中突然打软。

（4）查体：检查受累关节可见关节肿胀、压痛，活动时有摩擦感或"咔嗒"声，病情严重者可有肌肉萎缩或肿胀、关节畸形、活动受限等。

2. 中医病因病机

骨性关节炎属于中医痹证中的骨痹、痛痹等范畴。中医认为肝肾亏虚、营卫不和、脾胃虚损、气血亏虚是其主要致病的内因，风寒、湿热、外伤是其致病的外在条件。经络气血凝结、痰瘀互结是本病的主要病机，正虚卫外不固，感受风、寒、湿等外邪，痹阻身体经络，导致气血运行不畅，痰瘀互结于筋骨、关节、肌肉等处，出现疼痛、肿胀、酸楚、麻木或关节屈伸不利、僵硬、肿大、变形等症状。本病以肝肾气血亏虚为发病基础，合并风寒湿邪入侵所致的痹痿兼证，发病与转归包含脾虚、瘀血、痰浊等重要环节。

（1）外感邪气：涉水冒雨，或者长期水下作业，或者阴雨潮湿季节，或者地区差异而感受寒湿之邪；感受风热外邪，与湿邪相合，或者风寒湿痹阻于内，郁而化热，而导致风湿热合并受邪，痹阻于经络、关节之中。

（2）正气亏虚：劳倦过度，正气耗伤，或患者素体虚弱，卫外不固，或产后、病后气血不足，抵抗能力下降，令外邪乘虚而入，发为痹证。

（3）外伤：跌仆损伤，损及肢体筋脉，气血经脉痹阻，从而发为痹证。

3. 中医辨证分型及膏方调治

（1）瘀血痹阻型

主症：疼痛日久，患处刺痛、掣痛，疼痛较剧，痛有定处或痛且麻木，不可屈伸，反复发作，骨关节僵硬变形，关节及周围呈暗瘀色。舌体暗紫或有瘀点、瘀斑，脉细涩。

治法：活血化瘀止痛。

膏方：化瘀补骨膏。

组成：黄芪 300g，僵蚕 60g，川芎 90g，当归 150g，酒大黄 60g，桃仁 150g，柏子仁 100g，白芍 150g，红花 150g，桂枝 150g，牛膝 100g，杜仲 100g，香附 120g，益母草 150g，郁金 150g，生地黄 100g，熟地黄 100g，附子 60g，续断 100g，补骨脂 100g。

制法：共以水煎透，去渣再熬浓汁，加蜂蜜 200g，鳖甲胶 200g，阿胶 100g，黄酒 500mL 收膏，冷藏备用。

服法：早饭后半小时服用 10g，晚饭后半小时服用 15g，以温开水送服。

（2）肾虚骨痹型

主症：骨关节疼痛日久不愈，时轻时重，或筋脉拘急牵引，屈伸运动而疼痛加剧，或关节变形，肌肉萎缩，腰膝酸软，形寒肢冷，尿多，便溏，心悸气短，食少乏力，面色萎黄，或头晕耳鸣，烦热盗汗。舌淡白，或舌红少津，脉沉细，或沉细而数。

治法：补肾填精壮骨。

膏方：补肾强骨膏。

组成：木瓜 100g，山药 250g，麸炒白术 150g，当归 100g，黄芪 150g，川芎 100g，菟丝子 100g，续断 150g，党参 100g，防风 60g，生地黄 100g，熟地黄 100g，桑螵蛸 100g，狗脊 90g，炙甘草 100g，生姜 90g，大枣 90g，补骨脂 100g，骨碎补 100g。

制法：共以水煎透，去渣再熬浓汁，加蜂蜜 200g，阿胶 200g，黄酒 500mL 收膏，冷藏备用。

服法：早饭后半小时服用 10g，晚饭后半小时服用 15g，以温开水送服。

（本节作者：王欣欣、刘诗瑶）

第五节　骨质疏松症

1. 骨质疏松症的概念及临床表现

骨质疏松症是由于多种原因导致的骨密度和骨质量下降，骨微结构破坏，造成骨脆性增加，从而容易发生骨折的全身性骨病。骨质疏松症分为原发性和继发性两大类。原发性骨质疏松症又分为绝经后骨质疏松症（Ⅰ型）、老年性骨质疏松症（Ⅱ型）和特发性骨质疏松（包括青少年型）三种。绝经后骨质疏松症一般发生在妇女绝经后 5～10 年内；老年性骨质疏松症一般指老人 70 岁后发生的骨质疏松；而特发性骨质疏松主要发生在青少年，病因尚不明。

本病包括三大类常见症状：①疼痛，患者可有腰背酸痛或周身酸痛，严重时翻身、起坐及行走有困难；②脊柱变形，骨质疏松严重者可有身高缩短和驼背，椎体压缩性骨折会导致胸廓畸形，腹部受压，影响心肺功能等；③脆性骨折，比如跌倒或因其他日常活动而发生的骨折。

2. 常见病因

骨质疏松症除了主要与绝经和老年钙质流失有关（原发性骨质疏松）外，还可能由多种疾病引起（继发性骨质疏松）。可能引起骨质疏松的常见疾病有内分泌疾病、结缔组织疾病、慢性肾脏疾病、胃肠疾病和营养性疾病、血液系统疾病、神经肌肉系统疾病及长期使用药物。

（1）内分泌疾病：糖尿病、甲状旁腺功能亢进症、库欣综合征、性腺功能减退症、甲状腺功能亢进症、腺垂体功能减退症等。

（2）结缔组织疾病：系统性红斑狼疮、类风湿关节炎、干燥综合征、混合性结缔组织病等。

（3）慢性肾脏疾病：多种慢性肾脏疾病导致的肾性骨营养不良。

（4）胃肠疾病和营养性疾病：吸收不良、胃肠切除术后、慢性胰腺疾病、慢性肝脏疾患、营养不良症等。

（5）血液系统疾病：白血病、淋巴瘤、多发性骨髓瘤、骨髓异常增殖综合征等。

（6）神经肌肉系统疾病：各种原因所致的偏瘫、截瘫、运动功能障碍、肌营养不良症和肌强直综合征等。

（7）长期使用药物：糖皮质激素、免疫抑制剂、肝素、抗癌药、含铝抗酸剂、甲状腺激素及促性腺激素释放激素类似物等。

还有对于女性，尤其是更年期的女性，还要格外注意骨质疏松的发生。妇女35岁左右骨量达到高峰，进入更年期骨质会快速流失，这同体内雌激素减少有关。在更年期，因雌激素和孕激素急剧下降，甲状旁腺激素的促骨骼排钙作用相对增强，人体大量骨钙分解入血，再从尿中排出，造成女性骨质疏松的发生率也比较高。

3. 中医病因病机

中医认为骨质疏松症是一种涉及多个脏腑以及器官的复杂病变，其中肾气不足是主要的病因，中医学认为肾为先天之本，骨骼的生长发育和肾脏功能关系密切，肾中所藏的精是骨功能的重要物质基础，肾精充足骨骼就能得到充分滋养，变得强劲有力，反之骨髓空虚变软，就会出现骨质疏松症；肝血不足会导致身体出现气血虚衰的情况，骨骼不能得到血液滋养，也会导致骨质疏松症的出现；而血瘀则是骨质疏松的重要促进因素，骨骼需要依靠经脉中的气血营养，如果气血经络出现瘀阻，就会导致筋骨关节失养，最终出现疼痛等骨质疏松的相关症状。

4. 中医辨证分型及膏方调治

（1）肝肾阴虚型

主症： 精神萎靡，形体消瘦，腰膝酸软，健忘，心烦，手足心发热，夜寐不安，盗汗，潮热，颧红，口干，干咳，头目眩晕，眼花耳聋，男子可出现遗精滑精，女子月经不调，经水量少，经色红，周期短，质稠。舌质红而干，舌苔薄白或少苔，甚或舌质中有裂纹，舌体萎缩，脉象沉细带弦或数。

治法： 补益肝肾。

膏方：滋阴壮骨膏。

组成：熟地黄 200g，山药 100g，吴茱萸 150g，牛膝 150g，杜仲 100g，麦冬 100g，沙参 100g，石斛 200g，白芍 200g，当归 200g，茯苓 200g，夜交藤 150g，合欢皮 200g，泽泻 200g，黄柏 100g，陈皮 200g，酸枣仁 150g，佛手 150g，莲子 100g。

制法：共以水煎透，去渣再熬浓汁，加蜂蜜 200g，龟甲胶 200g，阿胶 200g，黄酒 500mL 收膏，冷藏备用。

服法：早饭后半小时服用 10g，晚饭后半小时服用 15g，以温开水送服。

（2）脾肾阳虚型

主症：精神萎靡，面色㿠白，畏寒，四肢不温，头晕，心悸，食欲不佳，腰背酸痛，大便溏薄，甚至泄泻完谷不化，小便清长，夜尿尤多，男子有阳痿、遗精，女子见月经不调。舌苔白，舌质淡红，舌体胖大，舌边有齿痕，脉象沉迟无力。

治法：温补脾肾。

膏方：温肾壮骨膏。

组成：黄芪 300g，党参 250g，焦麦芽 100g，焦神曲 100g，焦山楂 100g，淫羊藿 150g，肉苁蓉 150g，桑寄生 150g，补骨脂 150g，牛膝 150g，杜仲 150g，当归 150g，陈皮 150g，川续断 150g，桑螵蛸 150g，香附 150g，枸杞子 90g，川芎 150g，吴茱萸 50g，山药 100g。

制法：共以水煎透，去渣再熬浓汁，加蜂蜜 200g，鹿角胶 100g，阿胶 200g，黄酒 500mL 收膏，冷藏备用。

服法：早饭后半小时服用 10g，晚饭后半小时服用 15g，以温开水送服。

（本节作者：王欣欣、陈普照）

第九章 血液系统疾病膏方调治

第一节 贫 血

1. 贫血的概念及临床表现

贫血是指人体外周血红细胞容量减少，低于正常范围下限的一种常见的临床症状。临床上常以血红蛋白（Hb）浓度来界定。在我国海平面地区成年男性 Hb<120g/L，成年女性（非妊娠）Hb<110g/L，孕妇 Hb<100g/L 考虑可能出现贫血。

出现贫血后，血液携氧能力及血容量下降，最早出现的症状有头晕、乏力、困倦，而最常见、最突出的体征是面色苍白。症状的轻重取决于贫血的速度、贫血的程度和机体的代偿能力。

贫血常规检查是血常规，能够反映有无贫血及贫血严重程度，还可显示是否伴白细胞或血小板数量的变化，并为进一步检查提供线索。骨髓检查能够反映骨髓细胞及造血组织的增生程度，细胞成分、比例和形态变化等，对某些贫血、白血病、骨髓坏死、髓外肿瘤细胞浸润等具有诊断价值。还可以进行贫血的发病机制检查，比如缺铁性贫血的铁代谢及引起缺铁的原发病检查，巨幼细胞贫血的血清叶酸和维生素 B_{12} 水平测定及导致此类造血原料缺乏的原发病检查，失血性贫血的原发病检查等，这些都会对找到贫血的病因提供帮助。

2. 中医病因病机

本病属于中医学"血虚""虚劳"的范畴，多由内在先天不足，以及外在后天过耗造成。如先天禀赋不足，体质薄弱，久病失养，或者长期积劳内伤，形神过度消耗，逐渐元气亏损，精血虚少，以及各脏腑机能衰退，气血生化不足、消耗过度所致。

3.中医辨证分型及膏方调治

（1）气血亏虚型

主症： 神疲乏力，面色苍白，头晕目眩，夜寐不安，平时气短，活动后加重，食欲减退，心悸心慌，容易感冒，妇女可见到月经周期延长，经量减少，颜色淡红。舌质淡红，舌苔薄白，舌边有明显齿痕，脉象细软无力。

治法： 补气健脾，扶正生血。

膏方： 气血双补生血膏。

组成： 黄芪250g，党参250g，熟地黄250g，白术250g，大枣200g，女贞子200g，旱莲草200g，茯苓150g，桑椹150g，酸枣仁150g，柏子仁150g，赤芍150g，牛膝150g，当归150g，龙眼肉150g，山药150g，莲子肉150g，枸杞子150g，炙甘草100g，陈皮90g，广木香90g，合欢皮90g，川芎90g，远志50g。

制法： 共以水煎透，去渣再熬浓汁，加蜂蜜200g，阿胶300g，黄酒500mL收膏，冷藏备用。

服法： 早、晚饭后半小时服用10g，以温开水送服。

（2）心肾阳虚型

主症： 心悸眩晕，或胸闷、神倦嗜卧、腰背酸痛、形寒肢冷、面色苍白、便溏、阳痿遗精。舌淡或淡胖有齿痕或紫暗，苔白，脉细弱或沉迟。

治法： 温补心肾，振奋阳气。

膏方： 补肾助阳生血膏。

组成： 黄芪300g，熟地黄300g，山药250g，茯苓250g，茯神250g，党参200g，杜仲250g，当归200g，枸杞子200g，牡丹皮150g，菟丝子200g，白芍200g，生地黄200g，桂枝100g，山萸肉180g，桑螵蛸90g。

制法： 共以水煎透，去渣再熬浓汁，加阿胶200g，鹿角胶100g，炼蜜100g，黄酒500mL收膏，冷藏备用。

服法： 早饭后半小时服用15g，晚饭后半小时服用10g，以温开水送服。

（3）心肝血虚型

主症： 心悸，双目干涩，眩晕，视力减退或夜盲，面白无华，肢体麻木，胆怯易惊，易于疲惫，健忘，失眠多梦，入睡困难。舌淡，苔薄白，脉细沉。

治法： 补心养肝生血。

膏方：补心养肝生血膏。

组成：黄芪200g，当归150g，麸炒白术150g，茯苓150g，茯神100g，远志100g，鸡内金90g，党参90g，炙甘草150g，酸枣仁100g，生地黄150g，熟地黄100g，龙眼肉90g，白芍100g，木香90g，川芎90g，麦冬150g，黄精100g。

制法：共以水煎透，去渣再熬浓汁，加入阿胶300g，冰糖200g，黄酒500mL收膏，冷藏备用。

服法：早、晚饭后半小时服用10g，以温开水送服。

（4）肾精不足型

主症：精神萎靡，觉少梦多，健忘，腰膝酸软，两眼干涩，或遗精耳鸣；或见五心烦热，咽干，舌红少苔，脉细数；或见四肢不温，形寒怯冷。舌淡胖苔白，脉沉细无力。

治法：补益肝肾，填精益髓。

膏方：滋补肝肾生血膏。

组成：熟地黄300g，山茱萸150g，山药150g，紫河车60g，杜仲150g，牛膝150g，枸杞子150g，女贞子100g，墨旱莲100g，益智仁150g，火麻仁90g，菊花150g，远志150g，茯苓100g，茯神100g，益母草100g。

制法：共以水煎透，去渣再熬浓汁，加入阿胶250g，冰糖200g，鹿角胶150g，龟甲胶150g，黄酒500mL收膏，冷藏备用。

服法：早、晚饭后半小时服用10g，以温开水送服。

（5）血虚发热型

主症：自觉低热，手足心热，全身肌肉发热，午后出汗，可伴见眩晕，心烦、失眠，周身乏力，反应迟钝、注意力减退，食欲减退，大便难。舌红，少苔，脉细弦数。

治法：补养阴血清虚热。

膏方：清热生血膏。

组成：生地黄150g，百合150g，黄连100g，牡丹皮100g，白芍200g，香附150g，酸枣仁100g，浮小麦100g，五味子100g，磁石150g，栀子150g，淡豆豉100g，桂枝100g，川芎90g，麦冬100g，火麻仁100g。

制法：共以水煎透，去渣再熬浓汁，加入阿胶250g，冰糖200g，鳖甲胶150g，黄酒500mL收膏，冷藏备用。

服法： 早、晚饭后半小时服用 10g，以温开水送服。

（本节作者：王欣欣、陈普照）

第二节　白细胞减少症

1. 白细胞减少症的概念及临床表现

白细胞减少症（leukopenia）指外周血液中白细胞计数持续小于 $4.0 \times 10^9/L$，白细胞成分中 50% ~ 70% 为中性粒细胞，周围血中性粒细胞低于 $2.0 \times 10^9/L$，称为粒细胞减少；低于 $0.5 \times 10^9/L$ 或消失，称为粒细胞缺乏症。该病起病缓，多为慢性过程，少数人可无症状，仅在检查血象时发现。多数可见头晕、乏力、心悸、食欲减退、四肢酸软、低热、失眠、多梦、腰痛等非特异性表现。如粒细胞小于 $1 \times 10^9/L$，患者可有口腔炎、中耳炎、支气管炎、肺炎、肾盂肾炎等继发感染。

2. 常见病因

可引起白细胞减少的病因有很多，在肿瘤化疗过程中尤为常见，其他的还包括细菌、病毒感染，药物因素（如化疗药物、抗甲状腺药物等）。一般来说，引起白细胞减少的因素大致有以下几个方面：

（1）化学、物理因素：苯、农药、放射线、某些药物（如氨基比林、保泰松、安乃近、氯丙嗪、苯妥英钠、三甲双酮、磺胺类、氯霉素、异烟肼、有机砷及汞剂等）。

（2）感染：某些细菌性、病毒性、立克次体性和原虫性感染，败血症或其他严重的感染，特别是老年人或衰弱者易引起白细胞减少。

（3）继发于其他疾病：结缔组织病（如系统性红斑狼疮、类风湿关节炎、干燥综合征等），消化系统疾病（如肝硬化、脾功能亢进、肝炎等），血液系统疾病

（如恶性血液病、再生障碍性贫血、巨幼细胞性贫血、阵发性睡眠性血红蛋白尿症等）。

（4）其他：大气及水质等污染。

3. 中医病因病机

中医根据白细胞减少症的常见症状将其归入"虚劳""眩晕"范畴，认为其与五脏密切相关，其中与脾、肾的关系尤为密切。因此脾肾两虚是造成疾病的根本，而热毒侵袭和瘀血凝结也是诱发和加重本病的重要原因。

（1）本虚：脾为后天之本，气血生化之源，五脏六腑赖以滋养，若脾虚气血无以生化，则成血虚之证；肾为先天之本，主骨生髓，受五脏六腑之精而藏之，若肾气不足，髓海不充，气血生成也受影响。脾虚，运化水谷精微的滋养功能失常，可致肾气虚弱；而肾阳不足，则不能温煦脾阳，两者相互影响，以致脾肾两虚，营卫气血不足，发为本病。

（2）热毒：由放化疗引起的白细胞减少，中医一般认为是热毒之邪侵犯人体，营阴被劫之故，大部分表现为气阴两虚之证，少数则兼有血热之证。

（3）血瘀：根据"久病必瘀"的传统认识，白细胞减少症患者久治不愈，往往伴见血瘀的临床症状表现。

4. 中医辨证分型及膏方调治

（1）脾肾阳虚型

主症：面色㿠白，精神不振，失眠，头昏，倦怠气短，不思饮食，大便稀溏，或黎明即泻，小便清长，畏寒肢冷，腰际酸楚，男子阳事不举、精冷，女子带下。舌质淡，苔薄，脉沉细。

治法：温肾健脾。

膏方：温肾暖脾升白膏。

组成：党参300g，白术150g，白芍150g，茯苓150g，山药150g，菟丝子150g，莲子150g，芡实150g，阿胶150g，赤石脂150g，大枣150g，禹余粮150g，补骨脂150g，肉豆蔻100g，五味子100g，干姜100g，谷芽100g，乌药90g，甘草90g，吴茱萸60g。

制法：共以水煎透，去渣再熬浓汁，加蜂蜜200g，阿胶300g，鹿角胶100g，黄酒 500mL 收膏，冷藏备用。

服法：早、晚饭后半小时服用 10g，以温开水送服。

（2）肝肾阴虚型

主症：眩晕、倦怠，耳鸣，面色少华，心烦失眠，消瘦；腰膝酸软，遗精盗汗，月经不调。舌红或淡红，苔少，脉细数或细弱。

治法：滋养肝肾。

膏方：滋阴益肾生白膏。

组成：夜交藤 200g，益母草 180g，合欢皮 150g，党参 150g，鸡血藤 150g，山药 150g，当归 150g，制何首乌 150g，茯神 150g，熟地黄 150g，补骨脂 120g，白芍 120g，山楂肉 120g，菟丝子 120g，制香附 120g，白术 90g，桂枝 90g，木香 60g，丹参 100g，陈皮 100g。

制法：共以水煎透，去渣再熬浓汁，加蜂蜜 200g，阿胶 300g，鳖甲胶 100g，黄酒 500mL 收膏，冷藏备用。

服法：早、晚饭后半小时服用 10g，以温开水送服。

（3）气血亏虚型

主症：头晕目眩，语声低微，心悸气短，四肢无力，饮食无味，面色苍白，月经量少色淡。舌红或淡红，苔少，脉细数或细弱。

治法：益气养血。

膏方：益气养血升白膏。

组成：炙黄芪 150g，党参 150g，熟地黄 150g，麦芽 150g，白术 120g，白芍 120g，茯苓 120g，茯神 120g，当归 150g，川芎 100g，制何首乌 90g，女贞子 90g，墨旱莲 90g，枸杞子 90g，炒酸枣仁 100g，龙眼肉 90g，远志 120g，陈皮 150g，大枣 100g。

制法：共以水煎透，去渣再熬浓汁，加蜂蜜 200g，阿胶 300g，黄酒 500mL 收膏，冷藏备用。

服法：早、晚饭后半小时服用 10g，以温开水送服。

（本节作者：王欣欣、王雅琴）

第三节　血小板减少性紫癜

1. 血小板减少性紫癜的概念及临床表现

血小板减少性紫癜是一种以血小板减少为特征的出血性疾病，主要表现为皮肤及脏器的出血性倾向以及血小板显著减少，可分为特发性血小板减少性紫癜、继发性血小板减少性紫癜和血栓性血小板减少性紫癜。

临床常表现为皮肤紫癜、瘀斑、瘀点，或见鼻腔、牙龈、口腔等黏膜出血，对于女性月经过多有时是唯一症状。出血常反复发作，每次出血可持续数天到数月。实验室检查需要结合血常规、外周血涂片、骨髓涂片以及抗血小板自身抗体检测等进行。

2. 中医病因病机

本虚标实，因虚致瘀是血小板减少性紫癜的总体特征。"虚"指气虚、血虚、阴虚，多由于气虚不能摄血、气虚不能生血和阴虚血热而来；"实"是指实热，多由于邪热迫血妄行、瘀血阻络而致；"瘀"是指瘀血贯穿病机始终。脾肾两虚是造成疾病的根本，而热毒侵袭和瘀血凝结是诱发和加重本病的重要原因，因此止血、养血是治疗的核心和关键。

3. 中医辨证分型及膏方调治

（1）阴虚火旺型

主症： 面色㿠白，精神不振，失眠，头昏，倦怠气短，不思饮食，大便稀溏，或黎明即泻，小便清长，畏寒肢冷，腰际酸楚，阳事不举，精冷，带下。舌质淡，苔薄，脉沉细。

治法：滋阴降火。

膏方：滋阴降火生血膏。

组成：玄参 150g，生地黄 150g，紫草 150g，地骨皮 150g，赤芍 100g，牡丹皮 150g，藕节炭 100g，白及 100g，地榆炭 100g，地锦草 100g，墨旱莲 100g，仙鹤草 100g，麦冬 100g，天冬 100g，炒麦芽 100g，金银花 100g，甘草 100g，侧柏炭 100g，鳖甲 100g。

制法：共以水煎透，去渣再熬浓汁，加蜂蜜 200g，阿胶 100g，龟甲胶 200g，黄酒 500mL 收膏，冷藏备用。

服法：早、晚饭后半小时服用 10g，以温开水送服。

（2）气不摄血型

主症：眩晕、倦怠，耳鸣，面色少华，心烦失眠，消瘦；腰膝酸软，遗精盗汗，月经不调。舌红或淡红，苔少，脉细数或细弱。

治法：补气养血止血。

膏方：补气益血消癥膏。

组成：仙鹤草 100g，炙黄芪 200g，陈皮 150g，茯苓 150g，白术 100g，炙甘草 100g，炒当归 100g，丹参 150g，制何首乌 90g，白芍 100g，生地黄 150g，熟地黄 150g，大枣 150g，木香 150g，龙眼肉 150g，酸枣仁 150g，艾叶炭 100g，地榆炭 100g，人参 100g，三七 60g。

制法：共以水煎透，去渣再熬浓汁，加蜂蜜 200g，阿胶 100g，龟甲胶 200g，黄酒 500mL 收膏，冷藏备用。

服法：早、晚饭后半小时服用 10g，以温开水送服。

（本节作者：王欣欣、王雅琴）

第十章 常见癌症的膏方调治

第一节　肺　癌

1. 肺癌的概念及临床表现

肺癌是原发于肺部的一种起源于肺泡上皮、支气管上皮的恶性肿瘤。近年来，肺癌的发病率逐年升高，成为目前发病率最高的癌症，严重威胁人民生命健康。肺癌的临床表现常为无痰或少痰的刺激性干咳或刺激性呛咳，痰内可间断或持续性带血，病情严重者可出现咯血。向支气管内生长的肿瘤阻塞部分气道时，可出现呼吸困难、喘息，甚至哮鸣等症，可同时伴见发热、消瘦等全身症状。肺部肿瘤压迫神经时，患者可出现声音嘶哑、眼睑下垂、眼球内陷、瞳孔缩小、颈部少汗等症。当肺部肿瘤侵犯胸膜或胸壁时，可导致胸膜或胸壁疼痛、压痛，引起呼吸困难、胸膜渗出及胸腔积液。部分患者可见"杵状指"体征。

2. 常见病因

关于肺癌的病因和发病机制尚不完全清楚，研究表明与以下因素有关：

（1）吸烟：目前认为吸烟是肺癌的重要危险因素，烟叶、烟雾中含有的焦油和苯等多种致癌剂，可导致肺癌发生。

（2）大气污染：汽车排出的废气、道路与房屋建筑中使用的沥青等都含有致癌物质，工业发达国家的肺癌发病率高于工业落后的国家，城市高于农村，这可能与大气污染有关。

（3）职业致癌因子：烟尘、二氯甲醚、烟、焦油、镍冶炼、铬、有机砷化合物、沥青、煤、石棉和氯乙烯等都是致癌因子。

（4）电离辐射：放射线的照射可造成肺癌等多种恶性肿瘤，职业性接触放射线者发生肺癌的危险性增高。

（5）肺部慢性疾患：病毒感染、真菌感染和慢性支气管炎等慢性感染均可能增加吸烟者发生肺癌的危险性。

（6）遗传因素：肺癌还存在遗传倾向。

（7）其他原因：机体免疫功能。此外肺癌的发生还与心理因素和饮食营养等有关。

3. 中医病因病机

本病的发生与正气盛衰和邪毒入侵有较密切的关系。

（1）正气内虚：所谓"正气存内，邪不可干"，"邪之所凑，其气必虚"，正气内虚，脏腑阴阳失调，是罹患肺癌的主要基础。年老体衰者，因患慢性肺部疾病，以致肺气耗损；或七情内伤，气逆气滞，气机升降失调；或过度劳累，肺气亏虚，外邪乘虚而入，客邪留滞不去，气机不畅，终致肺部血行瘀滞，结而成实。

（2）烟毒内侵："烟为辛热之魁"，长期吸烟，热灼津液，阴液内耗，致肺阴不足，久则气阴亏虚，加之烟毒之气内蕴，羁留肺窍，阻塞气道，而致痰湿瘀血凝结，日久成实。

（3）邪毒侵肺：肺为娇脏，若邪毒侵袭，致使肺气肃降失司，肺气瘀滞不宣，进而血瘀不行，毒瘀互结，久而成实。

（4）痰湿聚肺：脾主运化，脾虚运化失调，水谷精微不能生化输布，致湿聚生痰，留于脏腑；或饮食不节，水湿痰浊内聚，痰贮于肺络，肺气宣降失常，痰凝气滞；或肾阳不足，失于温化水饮，水饮上犯于肺，进而导致气血瘀阻，毒聚邪留，郁结胸中，久而成实。

4. 中医辨证分型和膏方调治

（1）阴虚内热型

主症： 咳嗽无痰，或痰少难咳，痰中带血丝，或少量咯血，心烦口干，胸痛气急，潮热盗汗，尿短赤，形体消瘦。舌质红少津，苔少或花剥，脉细数。

治法： 滋阴清热，润肺生津，佐以抗癌。

膏方： 清热抗癌膏。

组成： 百合100g，生地黄100g，熟地黄100g，玄参150g，麦冬150g，当归100g，白芍100g，浙贝母150g，杏仁100g，桑白皮100g，瓜蒌100g，黄芩150g，半枝莲100g，白花蛇舌草100g，南沙参100g，人参100g，五味子150g，天冬 150g，百部 100g，生薏苡仁 100g，枇杷叶 100g，败酱草 100g，牡丹皮 100g，栀子 100g。

制法： 共以水煎透，去渣再熬浓汁，加蜂蜜 200g，阿胶 100g，龟甲胶 200g，黄酒 500mL 收膏，冷藏备用。

服法： 早、晚饭后半小时服用 10g，以温开水送服。

（2）脾虚痰湿型

主症： 咳嗽痰多，清稀色白，神疲乏力，胸闷纳少，腹胀便溏，肢体浮肿，面色㿠白，动则气促。舌胖，舌边有齿印，舌质淡，苔薄白腻，濡缓或濡滑。

治法： 益气健脾，化痰抗癌。

膏方： 祛湿救肺膏。

组成： 黄芪 200g，麦冬 150g，五味子 100g，白术 100g，茯苓 150g，姜半夏 100g，山药 200g，白花蛇舌草 100g，陈皮 150g，枳实 100g，杏仁 120g，人参 150g，延胡索 90g，炙甘草 100g，厚朴 90g，焦神曲 150g，焦麦芽 150g，焦山楂 150g，水红花子 100g，生薏苡仁 100g。

制法： 共以水煎透，去渣再熬浓汁，加蜂蜜 200g，阿胶 200g，黄酒 500mL 收膏，冷藏备用。

服法： 早饭后半小时服用 15g，晚饭后半小时服用 10g，以温开水送服。

（3）气阴两虚型

主症： 咳嗽痰少，痰中带血丝，或咳血痰，神疲乏力，气短懒言，动则喘促，畏风自汗，胸闷纳呆。舌质淡红或偏红，舌体胖，边有齿痕，苔薄白或薄黄，脉沉细或细弱。

治法： 益气养阴，解毒抗癌。

膏方： 益气养阴抗癌膏。

组成： 人参 150g，麦冬 150g，五味子 90g，黄芪 300g，桑白皮 100g，熟地黄 150g，浙贝母 120g，半枝莲 100g，白花蛇舌草 100g，枇杷叶 100g，沙参 120g，百合 150g，白术 120g，木香 60g，砂仁 30g，陈皮 120g，生地黄 150g，西洋参 100g，厚朴 150g，苍术 100g，泽泻 100g，茯苓 150g，茯神 150g，山萸肉 150g，女贞子 100g。

制法： 共以水煎透，去渣再熬浓汁，加蜂蜜 200g，阿胶 200g，黄酒 500mL 收膏，冷藏备用。

服法： 早饭后半小时服用 10g，晚饭后半小时服用 15g，以温开水送服。

（4）气滞血瘀型

主症： 咳嗽咳痰不爽，咳嗽带血，胸闷胸痛如刺，痛有定处，大便秘结，唇甲紫暗，甚则肌肤甲错，皮肤浅静脉怒张暴露。舌质暗或有瘀斑瘀点，苔薄腻或薄黄腻，脉细涩或弦细。

治法： 活血化瘀，理气止痛，佐以抗癌。

膏方： 疏肝活血抗癌膏。

组成： 柴胡 60g，赤芍 150g，枳壳 100g，当归 150g，生地黄 150g，桃仁 100g，丹参 150g，瓜蒌 100g，红花 60g，生黄芪 150g，陈皮 150g，桔梗 60g，白花蛇舌草 100g，莪术 90，香附 120g，半夏 90g，牛膝 100g，白芍 100g，川芎 100g，杏仁 100g，木香 100g。

制法： 共以水煎透，去渣再熬浓汁，加蜂蜜 200g，阿胶 200g，黄酒 500mL 收膏，冷藏备用。

服法： 早、晚饭后半小时服用 10g，以温开水送服。

（5）肾阳亏虚型

主症： 咳嗽气急，动则喘促，耳鸣目眩，腰膝酸软，面青肢冷，畏寒神疲。舌质淡，苔薄白，脉沉细。

治法： 补肾温阳，佐以抗癌。

膏方： 补肾助阳抗癌膏。

组成： 制附片 60g（先煎），熟地黄 150g，山茱萸 150g，山药 200g，泽泻 150g，茯苓 150g，牛膝 150g，菟丝子 100g，肉苁蓉 150g，白花蛇舌草 100g，桂枝 100g，白芍 100g，麸炒白术 150g，陈皮 150g，杜仲 100g，鸡内金 100g，焦神曲 100g，焦麦芽 100g，焦山楂 100g，厚朴 100g，制首乌 100g，益母草 100g。

制法： 共以水煎透，去渣再熬浓汁，加蜂蜜 200g，阿胶 200g，鹿角胶 100g，黄酒 500mL 收膏，冷藏备用。

服法： 早、晚饭后半小时服用 15g，以温开水送服。

（本节作者：王欣欣、王雅琴）

第二节 食管癌

1. 食管癌的概念及临床表现

食管癌（esophageal carcinoma）是一种常见的发生于食管上皮组织的消化道肿瘤。我国是世界上食管癌高发地区之一，据统计每年我国因食管癌致死的患者约为15万人。本病发病年龄多在40岁及以上，男性患者多于女性患者。

食管癌的症状常呈现进行性加重，初期只是干硬的食物难以下咽，继而是半流食，最后甚至连水都不能咽下。食管癌早期症状一般不明显，可仅出现吞咽时喉中有哽噎感，胸骨后烧灼样或针刺样疼痛。此时病情较轻，一般患者不会引起重视。到中晚期可并见呕血、黑便、呼吸困难等症状。肿瘤内含有丰富的血管，而血管壁十分脆弱，极易破裂出血。出血可能随着咳嗽或呕吐而出。若是向下进入消化道由粪便中排出，则会出现黑便。由于食管与气管临近，肿瘤扩大后，可压迫气管和喉返神经，造成患者呼吸困难或声音沙哑，甚至并发呼吸道感染。持续胸痛和背痛是晚期的明显症状，表示癌细胞已经扩散到食管外，由于长时间进食困难，患者逐渐出现身体消瘦、倦怠无力，甚至脱水。若癌细胞转移到其他脏器，比如肝或脑，可出现腹水、黄疸，甚至昏迷。

2. 常见病因

食管癌的发病除了与自身因素有关外，还与饮食习惯、生活环境、遗传等有密切的关系。

（1）饮食习惯：大量的吸烟、酗酒能够诱发食管癌。长期吸烟者食管上段和中段癌发病率显著升高。酒本身不会直接导致癌症的产生，但致癌物溶于酒精由食管进入体内，造成食管黏膜损伤，久而久之易发癌变。此外进食过快、嗜食烫食也容易损伤食管上皮细胞，长期反复刺激可导致上皮细胞变性，增加癌变的概率。我国部分地区的人民喜好腌制的食物, 比如咸菜、酸菜等, 其中含有的亚硝胺类化合物是一种公认的致癌物质, 长期食用很容易造成食管癌的发生。

（2）真菌及病毒感染: 霉变食物的致癌作用已经得到了广泛证实, 而霉变食物中的某些真菌才是食管癌的重要影响因素。真菌不仅能将硝酸盐还原成亚硝酸盐, 也能分解蛋白质, 促进亚硝胺的合成, 导致癌症发生。

（3）营养物质的缺乏: 蛋白质、维生素和矿物质均可以保护机体, 多食用新鲜的水果蔬菜和维生素有抗癌的效果, 预防食管癌的发生。相对而言维生素和蛋白质的缺乏可增加食管癌的发病可能。

（4）遗传因素: 有癌病家族史的患者及其亲属的免疫功能明显低于常人, 故有食管癌家族史的人应尤其注意, 定时体检。

3. 中医病因病机

食管癌在中医范畴称为 "噎膈" "噎证" "膈塞" "膈气" 等。噎, 指食物下咽时喉间噎塞不顺; 膈, 即食管阻塞, 饮食不能入胃, 食入即吐。噎膈首次记载于《黄帝内经》, 历代医家对噎膈进行了多方面的探究, 形成了一套较为完整的辨证体系。

中医认为噎膈的病位在食管, 属胃, 与肝、脾、肾有着密切的关系。由于多种原因所形成的痰、气、瘀交结阻于食管和胃脘所致。本病总属本虚标实, 包含虚实两方面。本虚主要以脾肾亏虚为主, 津液亏耗不能濡养食管; 标实为气滞、痰凝、血瘀交结阻于食管, 导致饮食难下或食后复出。本病初起以邪实为主, 病情较轻, 但随着病情不断发展, 气结、痰阻、血瘀愈显, 喉中梗塞感更甚; 病情后期由于胃津亏耗, 进而损及肾阴, 阴损及阳, 阴阳俱损, 最终而成噎膈重证。

4. 中医辨证分型和膏方调治

（1）痰气交阻型

主症: 吞咽时如有异物梗塞, 呕吐痰涎; 胸胁痞满, 或伴疼痛, 情志抑郁时症状加重, 嗳气呃逆; 口干, 大便秘结。舌质红, 苔薄腻, 脉弦滑。

治法: 化痰开郁, 润燥降气。

膏方: 开郁消噎膏。

组成: 人参300g, 半夏200g, 苏梗200g, 丁香150g, 白术200g, 炙甘草

200g，旋覆花 150g，丹参 150g，郁金 200g，浙贝母 300g，枳壳 200g，代赭石 300g，陈皮 200g，木香 150g，茯苓 250g，荷叶 200g，砂仁 200g，厚朴 150g，杏仁 100g，桃仁 100g，皂角刺 100g。

制法：共以水煎透，去渣再熬浓汁，加琼脂 200g，炼蜜 150g 收膏，冷藏备用。

服法：早、晚饭后半小时服用 10g，以温开水送服。

（2）津亏热结型

主症：吞咽时如有异物梗塞伴有疼痛，食后复出，甚至水饮不可进；心烦口渴，口干呕恶，胃脘灼热，五心烦热，皮肤干枯，形体消瘦，大便干结。舌质光红，干燥少津，脉细数。

治法：滋阴清热，润燥生津。

膏方：润燥开膈膏。

组成：北沙参 250g，麦冬 300g，生地黄 250g，玉竹 250g，蒲公英 200g，黄芪 100g，天花粉 250g，白花蛇舌草 100g，石斛 200g，炙甘草 300g，白扁豆 200g，石膏 200g（打碎先煎），桑叶 250g，陈皮 200g，半枝莲 100g，生薏苡仁 150g，西洋参 100g，紫花地丁 150g，蒲黄 100g，薄荷 40g。

制法：共以水煎透，去渣再熬浓汁，加阿胶 250g，鳖甲胶 150g，炼蜜 250g，黄酒 500mL 收膏，冷藏备用。

服法：早饭后半小时服用 10g，晚饭后半小时服用 15g，以温开水送服。

（3）瘀血内结型

主症：饮食难下，呕恶吐逆，甚至呕吐物如赤豆汁，或便血；胸膈疼痛，痛处固定不移，夜间加重，吞咽加重；面色晦暗，肌肤甲错，形体消瘦，大便秘结。舌质紫暗，脉细涩。

治法：破结行瘀，滋阴养血。

膏方：破瘀开膈膏。

组成：生地黄 300g，熟地黄 200g，人参 150g，黄芪 150g，三七 90g，丹参 200g，红花 200g，桃仁 150g，杏仁 150g，桔梗 150g，当归 200g，乳香 200g，没药 200g，威灵仙 300g，五灵脂 200g，蒲黄 200g，厚朴 100g，苍术 100g，茯苓 150g，土鳖虫 100g，川芎 100g。

制法：共以水煎透，去渣再熬浓汁，加阿胶 250g，鳖甲胶 150g，炼蜜 200g，黄酒 500mL 收膏，冷藏备用。

服法： 早、晚饭后半小时服用 10g，以温开水送服。

（4）气虚阳微型

主症： 饮食不下，呕吐痰涎白沫；面色㿠白，面目浮肿，肢体浮肿，形寒肢冷，气促气短，乏力倦怠，腹胀便溏。舌质淡，舌体胖大，或伴有齿痕，苔白，脉细弱。

治法： 温补脾肾。

膏方： 脾肾双补平噎膏。

组成： 黄芪 300g，人参 200g，葛根 150g，苏梗 150g，旋覆花 100g，代赭石 100g，茯苓 200g，白术 200g，大枣 250g，半夏 100g，陈皮 200g，附子 60g（先煎），砂仁 200g，生姜 150g，炙甘草 100g，竹沥 200g，麦冬 200g，丁香 150g，白豆蔻 200g，肉桂 60g，干姜 60g。

制法： 共以水煎透，去渣再熬浓汁，加阿胶 250g，鹿角胶 150g，炼蜜 200g，黄酒 500mL 收膏，冷藏备用。

服法： 早、晚饭后半小时服用 15g，以温开水送服。

（本节作者：王欣欣、耿晓萱）

第三节　原发性肝癌

1. 原发性肝癌的概念及临床表现

原发性肝癌（primary carcinoma of the liver）是指由肝细胞或肝内胆管上皮细胞发生的恶性肿瘤，居恶性肿瘤死亡率第二，是我国较为常见的肿瘤病之一。目前，全世界范围内肝癌发病率较高，每年 30 万～ 35 万人死于本病。现有的流行病学调查显示，本病好发于中年男性，男女发病率比例为（5 ～ 6）：1。

原发性肝癌起病较为隐匿，临床表现呈多样化，当不适症状明显时疾病多已进入中后期。首先，因肿瘤增大牵拉肝包膜而引起肝区疼痛，以胀痛、钝痛、刺痛等为主，夜晚疼痛加重，这是肝癌最常见的临床表现；其次，因肿瘤的生长，肝脏可呈进行性增大、表面凹凸不平，如肝左叶肿瘤时可常见剑突下凸起的肿块；在疾病终末期，当肿瘤压迫大胆管或癌栓阻塞时，常出现梗阻性黄疸；如患者有长期慢性肝病病史，当肝癌发生后，可导致腹水迅速增加，应用利尿剂效果往往较差；同时，因肿瘤消耗而引起的进行性消瘦、低热、营养不良、疲乏无力等症状，往往为本病最早出现的表现，需引起重视。

2. 常见病因及临床分型

在近年来的研究中，原发性肝癌的病因主要有下列五方面：

（1）病毒性肝炎：我国是乙型病毒性肝炎的高发国家，而多数患者仍未进行规范的抗病毒治疗。在早期的研究中，我国肝癌患者中约90%的患者都有乙肝感染的病史，因此，乙肝作为肝癌的危险因素需引起我们重视。同样，因共用针头、输血、拔牙等不良卫生习惯，常导致丙肝病毒感染，而丙肝较乙肝更易导致肝硬化。甲肝、戊肝多为急性发病，一般不转为慢性，故诱发肝癌可能性较小。

（2）饮酒及食物：长期饮酒不仅会造成酒精性肝病，同时也会加快乙肝、丙肝患者疾病进展，加速肝纤维化、肝硬化的形成，促进肝癌的发生。同样，不良的饮食习惯如长期食用霉变食物（含黄曲霉素）或腌制食物（含亚硝胺）等同样可增加肝癌的发病率。

（3）遗传因素：目前，有越来越多的研究将肝癌的易感因素指向家族遗传。如乙肝患者家族中出现肝癌患者，则该家庭全部患乙肝成员均需进行定期检查。除家族基因因素外，本病发生仍与家族饮食习惯、生活作息、生活环境等有关。

（4）寄生虫与毒物：亚硝胺类、偶氮芥类及有机氯等化合物均可诱发肝癌。同时，长期食用生海鲜、饮生水等不洁饮食习惯极易感染血吸虫、华支睾吸虫等寄生虫，造成肝硬化甚至肝癌。

（5）自身免疫性肝病：自身免疫性肝病如自身免疫性肝炎（AIH）、原发性胆汁性胆管炎（PBC）、原发性硬化性胆管炎（PSC）等，作为近年来造成肝硬化的新发因素，逐渐被临床医生所重视。自身免疫性肝病以特异性胆管损伤为特点，起病隐匿、症状重、难治疗，成为肝硬化、肝癌预防的新难点。目前，对于该类疾病的诊断主要以病理学及免疫学检查为主，早期发现对于该病的治疗有着重大意义。

原发性肝癌在临床上分为肝细胞癌、胆管细胞癌、混合型肝癌。当肿瘤形成后，既能在肝内转移形成多发病灶，也能通过血液转移、淋巴转移、种植转移等途径播散全身。血行转移最常见的部位为肺，其次为肾上腺、胸、肾及骨骼；淋巴转移常累及肝门、脾、胰、主动脉旁的淋巴结；种植转移较为少见，经肝表面脱落的肿瘤细胞，常种植于腹膜、盆腔及横膈等部位，引起血行腹水、胸水。值得注意的是，对于女性患者，常伴有卵巢转移。

3.中医病因病机

原发性肝癌与中医病名中的"积聚"在临床表现上较为相似，积聚是由于素体虚弱、感受外邪，或情志所伤、久病不愈等，引起正气亏虚，脏腑失和，气、血、痰瘀阻壅滞腹中而成，以腹中结块、时胀时痛为特点。张仲景在《金匮要略·五脏风寒积聚病脉证并治》中指出："积者，脏病也，终不移；聚者，腑病也，发作有时。"提出积与聚在病变性质上的区别。积触之有形，固定不移，痛有定处，多为血分之病；聚触之无形，聚散无常，痛无定处，多为气分之病。

积聚发生与情志失调、饮食所伤、外邪侵袭或病后体虚、黄疸经久不愈等因素相关，具体病因如下：

（1）情志失调：情志抑郁、悲伤过度或平素多愁善感，易引起肝气郁滞不畅，脏腑失和，气机阻滞，气滞血瘀，血行不畅，久而久之，则生积聚。

（2）饮食所伤：如长期饮酒，饥饱失宜，或因虫积所伤，过食肥甘、辛辣生冷食物，导致脾胃受损，运化无能，精微难布，痰浊凝滞而成聚。痰聚日久入于脏腑，痰浊与气血相搏结而成积。

（3）外邪侵袭：《诸病源候论·积聚病诸侯》中有云："诸脏受邪，初未能为积聚，留滞不去，乃成积聚。"寒、热、湿等外邪侵入人体、邪恋难去之时，脏腑失和，气血运行不畅，气滞血瘀而痰瘀成形，日久发为积聚。

（4）他病续发：黄疸、感染虫毒、虚劳等疾病久而不愈，湿热蕴结，气血壅滞，营血亏虚，均可以导致积聚的形成。

在疾病的发展过程中，寒邪、湿热、痰浊、食滞、虫积等因素错综复杂，可影响气血津液的运行并损伤人体正气。因此，气滞、血瘀、痰结是本病的主要病理变化，气机郁滞、瘀血内结是其主要的病机。

本病病位在肝脾。肝主疏泄，能行气、藏血；脾主运化，能生气、统血。肝脾不和则气血不调，气滞血瘀，腹中结块。本病初起多表现为聚，病机以气滞为主，此时病情较轻，正气未虚，给予疏肝行气、开郁散结之法多能有效缓解。如未及时治疗，气滞日久则痰、气、血瘀滞不通而发展成积，此时正气虚弱，疾病的治疗应以扶正为主，兼以祛邪，此时较为难治。

4.中医辨证分型和膏方调治

（1）肝气郁结型

主症：肝区胀痛，痛无定处，时聚时散，腹中结块柔软，按之无形，胃脘胁肋胀闷不适，肝区胀痛感常随情绪波动而加重。舌淡红，苔薄白，脉弦或弦滑。

治法：疏肝解郁，行气消聚。

膏方：行气散结保肝膏。

组成：柴胡150g，黄芩150g，人参200g，姜半夏100g，陈皮150g，厚朴150g，枳壳150g，白术150g，苍术150g，黄连100g，木香150g，郁金100g，莪术60g，酒大黄60g，茯苓150g，炒山楂150g，炒神曲150g，焦麦芽150g，海螵蛸200g，川芎100g，当归150g，炙甘草100g。

制法：共以水煎透，去渣再熬浓汁，加阿胶100g，蜂蜜350g，黄酒500mL收膏，冷藏备用。

服法：早晚饭后半小时服用15g，以温开水送服。

（2）气滞血阻型

主症：腹部或剑突下可触及肿块，质地坚硬、固定不移，胀痛频频；口唇、面色暗滞无光泽；胁肋及胃脘胀闷不适、食后尤甚。舌质暗，苔薄白，脉沉弦。

治法：理气活血，消积破瘀。

膏方：行气破瘀护肝膏。

组成：陈皮150g，大腹皮150g，厚朴150g，苍术150g，当归100g，川芎150g，桃仁100g，红花100g，太子参150g，丹参150g，三七60g，柴胡100g，枳壳150g，五灵脂100g，蒲黄100g，莪术100g，香附150g，大枣150g，焦山楂100g，炒神曲100g，炒麦芽100g，海螵蛸300g，煅牡蛎150g，炙甘草100g。

制法：共以水煎透，去渣再熬浓汁，加阿胶150g，鹿角胶150g，蜂蜜350g，黄酒 500mL 收膏，冷藏备用。

（3）瘀血内停型

主症： 腹部或剑突下肿块质地坚硬、逐渐增大，疼痛以刺痛或隐痛为主，疼痛夜间加重；可有夜间低热、进行性体重减轻；食欲不振，纳食减少，倦怠乏力；面色晦暗，口唇紫暗；女子可见月经难下。舌质暗红，舌有瘀点瘀斑，苔白，脉沉细涩。

治法： 逐瘀消癥，软坚散结。

膏方： 软坚散瘀保肝膏。

组成： 陈皮 150g，大腹皮 150g，桃仁 150g，红花 100g，当归 150g，川芎 150g，赤芍 150g，生地黄 100g，三棱 100g，莪术 100g，木香 150g，香附 150g，枳壳 150g，延胡索 200g，五灵脂 150g，牡丹皮 150g，三七 50g，人参 200g，白术 150g，茯苓 200g，茯神 200g，山楂 200g，海螵蛸 300g，炙甘草 200g，制大黄 100g。

制法： 共以水煎透，去渣再熬浓汁，加阿胶 300g，蜂蜜 350g，黄酒 500mL 收膏，冷藏备用。

（4）正气虚损型

主症： 久病体弱，消瘦形脱，腹中肿块坚硬、按之剧痛；倦怠乏力，食欲不良，甚至饮食不进，面色萎黄或黧黑；头面浮肿，腹扁如舟或腹胀如鼓，二便不利或便如黑漆；或有齿衄，鼻衄。舌质淡，色紫暗，舌体淡胖，苔少或无苔，脉沉细弱。

治法： 补气生血，扶正攻积。

膏方： 扶正化积膏。

组成： 人参 200g，丹参 200g，三七 60g，熟地黄 200g，当归 100g，川芎 150g，白芍 150g，茯苓 200g，茯神 200g，白术 250g，炙黄芪 250g，陈皮 150g，厚朴 150g，大腹皮 150g，附子 90g，牛膝 150g，车前子 300g，路路通 100g，香附 150g，水红花子 150g，生薏苡仁 100g，制大黄 50g。

制法： 共以水煎透，去渣再熬浓汁，加阿胶 300g，鹿角胶 300g，龟甲胶 300g，蜂蜜 350g，黄酒 500mL 收膏，冷藏备用。

（本节作者：孙竞然）

第四节 胃 癌

1. 胃癌的概念及临床表现

胃癌是起源于胃黏膜上皮的恶性肿瘤，占我国消化系统恶性肿瘤首位。虽然近年来胃癌的治疗技术得到了提高，但是随着经济的发展，地域环境和饮食结构的差异导致胃癌的发生增加，并且随着人们不良生活习惯的养成及生活压力的增大，胃癌的发生逐渐趋向年轻化。

大部分的胃癌早期无症状，部分病人可有消化不良症状。进展期胃癌最常见的症状是体重减轻和上腹痛，还有贫血、食欲减退、厌食、乏力等临床表现。胃癌发生并发症或转移时可出现一些特殊症状，累及食管下段可出现吞咽困难；转移至肝脏可引起右上腹痛，黄疸和发热；转移至胰腺可出现背部疼痛；少数转移至肺可引起咳嗽，咯血。

2. 常见病因

胃癌的发生主要与生活环境、饮食因素、幽门螺杆菌感染、癌前变化、遗传和基因有关。

（1）生活环境及饮食因素：长期食用霉变食品、咸菜、熏烤、盐腌食品以及过多摄入食盐，可增加危险性；吸烟者的胃癌发病率较不吸烟者高50%；此外，慢性胃炎及胃部分切除者胃酸分泌减少有利于胃内细菌繁殖，胃内增加的细菌可促进亚硝酸盐类致癌物质产生，长期作用于胃黏膜将导致癌变。

（2）幽门螺杆菌感染：幽门螺杆菌能促使硝酸盐转化成亚硝酸盐及亚硝胺而致癌，胃癌高发区人群幽门螺杆菌感染率高。

（3）癌前变化：分为癌前疾病和癌前病变。癌前疾病是指与胃癌相关的胃良性疾病，癌前病变是指较易转变为癌的病理学变化。

（4）遗传因素：10%的胃癌病人有家族史，具有胃癌家族史者其发病率高于普通人群2～3倍。

3. 中医病因病机

中医本无胃癌的病名，但根据病证表现可归属于"胃脘痛""积聚""噎膈""癥瘕"等范畴。《诸病源候论》中提到反胃、噎膈多由悲思忧恚所致："忧恚则气结，气结则不宣流，使噎。噎者，噎塞不通也。"《景岳全书·噎膈》也指出："噎膈一证，必以忧愁思虑，积劳积郁或酒色过度，损伤而成。"近代医家总结胃癌的病因，多由六淫邪毒等外因及饮食不节、情志内伤、正气内虚等内因，共同导致脾胃脏腑功能失调，气滞、食积、血瘀、痰结、热毒久稽于胃，相互作用形成癌肿。

胃癌的发生总属本虚标实。多是因虚而病，因虚而致实，是一种全身属虚、局部属实的疾病。初期邪盛而正虚不显，故以气滞、血瘀、痰结、湿聚、热毒等实证为主。中晚期由于癌耗伤人体气血津液，故多出现气血亏虚、阴阳两虚等病机转变，由于邪愈盛而正愈虚，本虚标实，病变错综复杂，病势日益深重。

本病发生与饮食、情志、旧疾、体衰等密切相关。

（1）饮食：若素体脾胃虚弱，先天禀赋不足，或由于外感寒邪、过食生冷食物伤胃、劳倦伤阳，导致中焦阳气虚弱，气机不畅，升降失司，中焦壅滞，从而导致气虚血瘀。另一方面，嗜好烟酒肥甘厚腻者，体内湿热瘀结，久而成实。

（2）情志：情志不遂，气机郁结，久则气滞血瘀；或气不布津，久则津凝为痰，血瘀，痰浊互结，渐而成块。

（3）宿有旧疾：机体脏腑阴阳的偏盛偏衰，气血功能紊乱，病邪久羁，损伤正气，或正气本虚，祛邪无力，加重或诱发气、血、湿、痰、食、水等凝聚阻滞体内，继而积聚成块。

（4）年老体衰：正气亏虚，脏腑阴阳气血失调，是患胃癌的主要病理基础。久病体虚，正气亏虚，气虚血瘀；或生活失于调摄，劳累过度，气阴耗伤，外邪乘虚而入，客邪留滞不去，气机不畅，终致血行瘀滞，结而成块。

4. 中医辨证分型和膏方调治

（1）肝脾不和型

主症： 纳呆食少，呕吐乏力，胃脘痞满，连及两胁，或嗳气吞酸，失眠多梦。舌质淡红，苔薄白或薄黄，脉弦细。

治法： 疏肝健脾，和胃安神。

膏方： 疏肝和胃抗癌膏。

组成： 柴胡 300g，黄芩 100g，白芍 250g，当归 300g，法半夏 200g，旋覆花 150g，香橼 150g，佛手 150g，白术 300g，茯苓 250g，郁金 150g，川芎 150g，黄连 200g，木香 150g，合欢皮 150g，焦神曲 150g，焦山楂 150g，焦麦芽 150g，炙甘草 250g，生姜 150g，海螵蛸 100g，鸡内金 150g。

制法： 共以水煎透，去渣再熬浓汁，加阿胶 250g，炼蜜 150g，黄酒 500mL 收膏，冷藏备用。

服法： 早饭后半小时服用 15g，晚饭后半小时服用 10g，以温开水送服。

（2）脾胃虚弱型

主症： 胃脘隐痛，绵绵不断，喜按喜暖，大便溏薄，面色少华。舌淡而胖，有齿痕，苔白滑润，脉沉细或沉缓。

治法： 温中和胃，健脾益气。

膏方： 温中益气保胃膏。

组成： 人参 250g，白术 300g，茯苓 250g，炙黄芪 250g，砂仁 200g，薏苡仁 250g，法半夏 200g，陈皮 250g，山药 200g，白芍 250g，桂枝 250g，干姜 100g，大枣 150g，炙甘草 300g，延胡索 150g，白扁豆 100g，茯神 100g，川芎 150g，当归 100g，海螵蛸 100g，鸡内金 150g，焦神曲 100g，焦山楂 100g，焦麦芽 100g。

制法： 共以水煎透，去渣再熬浓汁，加阿胶 250g，炼蜜 250g，黄酒 500mL 收膏，冷藏备用。

服法： 早、晚饭后半小时服用 10g，以温开水送服。

（3）胃热伤阴型

主症： 胃脘嘈杂灼热，痞满吞酸，口干不欲饮，五心烦热，乏力，便结溲赤。舌质红绛，舌苔少津或剥苔、无苔，脉细数。

治法： 清热和胃，养阴润燥。

膏方： 养阴清热和胃膏。

组成： 西洋参 300g，沙参 200g，玉竹 250g，石斛 300g，麦冬 250g，生地黄 200g，知母 250g，竹茹 250g，白花蛇舌草 200g，生薏苡仁 150g，赤芍 100g，天花粉 200g，木香 200g，陈皮 200g，法半夏 200g，黄连 200g，山药 200g，焦神曲 150g，焦山楂 150g，焦麦芽 150g，海螵蛸 100g，鸡内金 150g，炙甘草 100g。

制法： 共以水煎透，去渣再熬浓汁，加阿胶 250g，鳖甲胶 150g，炼蜜 200g，黄酒 500mL 收膏，冷藏备用。

服法： 早、晚饭后半小时服用 10g，以温开水送服。

（4）瘀血阻滞型

主症： 胃脘痛如针刺或向后背放射，腹部可触及肿块。舌质紫或瘀斑，舌下脉络紫胀，脉弦涩。

治法： 理气活血，软坚消积。

膏方： 消积活血护胃膏。

组成： 五灵脂 250g，生蒲黄 250g，桃仁 200g，红花 200g，莪术 200g，延胡索 150g，制大黄 100g，乌药 200g，延胡索 200g，白花蛇舌草 200g，半枝莲 200g，炙黄芪 250g，党参 250g，白术 200g，苍术 200g，焦神曲 150g，焦山楂 150g，焦麦芽 150g，炙甘草 100g，鸡内金 200g，地榆 100g。

制法： 共以水煎透，去渣再熬浓汁，加阿胶 250g，鳖甲胶 150g，炼蜜 200g，黄酒 500mL 收膏，冷藏备用。

服法： 早、晚饭后半小时服用 10g，以温开水送服。

（本节作者：王欣欣、陈普照）

第五节　结肠癌

1. 结肠癌的概念及临床表现

结肠癌是指癌细胞发于结肠上皮组织，为最常见的消化道的恶性肿瘤之一，好发于直肠与乙状结肠交界处，通常发病率最高的年龄段为 40 ～ 50 岁，但近年来青壮年的结肠癌发病率有明显升高的趋势。男性患者多于女性患者，比例为（2 ～ 3）：1。本病发病率在消化道肿瘤中仅次于胃癌与食管癌，位居第 3 位。结肠癌的好发人群为男性肥胖者，慢性大肠炎症的患者，有家族性多发性肠息肉的患者以及有结肠癌家族史的患者。

早期一般无明显症状，极易被忽略，但随着疾病的不断发展，因其生长部位的不同而表现不同的症状。早期仅见粪便隐血阳性，逐步发展可见便血、脓血便，有时亦可出现顽固性便秘，便不成形或腹泻与便秘交替。由于癌灶的慢性失血和坏死常引起患者出现贫血的表现。病人常伴有腹痛，多为隐痛或餐后腹痛。随着病情发展可伴见糜烂、坏死和继发性感染。若并发肠梗阻，亦可表现为腹部绞痛。

2. 中医病因病机

结肠癌在中医范畴称为"肠瘤""肠蕈""肠毒""肠风""肠澼"等。《灵枢·水胀》曰："寒气客于肠外，与卫气相搏，气不得荣，因有所系，癖而内著，恶气乃起，息肉内生，其始生也，大如鸡卵，稍以益大，至其成如怀子之状，久者离岁，按之则坚，推之则移，月事以时下，此其候也。"蕈字有蘑菇的意思，是指本病病状像一个蘑菇，前方蓬起，有蒂，即一种积块病。《黄帝内经·素问》曰："正气存内，邪不可干。"本病发病的根本在于正气的亏耗。结肠癌病位在结肠，但与肝脾肾有着密切的关系。总属本虚标实，以肝、脾、肾和气血的亏虚为本，以湿热、火毒、瘀滞实邪为标。本病多是由于毒邪损伤肠络、痰瘀凝聚于肠道所致；早期湿热蕴结为主要病理表现，由于久病体虚故后期以气滞血瘀，肝脾肾亏虚，气血两虚为主要表现。

本病多因情志不调，忧思恼怒，饮食所伤，致使肠胃失调，肠间气机不畅，气滞血瘀痰浊内聚，蕴结肠间，或饮食不洁，嗜食油腻，饮酒无度伤及脾胃，导致脾胃运化失司，湿热内生，搏结肠道，日久蕴毒，形成肿块。

（1）情志不调：长时间处于忧思惊恐状态，从而导致机体内气血运行紊乱，使脏腑功能失调，脾胃失和。湿热蕴结，浸淫肠道，阻碍气机运行，最终导致气血瘀滞。湿毒瘀积日久，毒从内生。

（2）寒气客于肠外：久居湿地，寒温失节，致使胃肠运化失司，湿热内生，热毒蕴结。

（3）饮食不当：饮食不节、不均衡、不净，导致食毒在体内瘀积，而食毒长时间的停聚可损伤脾胃，致使中气亏损，痰湿内生，蕴结为病。

（4）外来毒邪：就是指外界的一些毒物的侵袭，如化学污染、环境浊气、射线等毒邪侵袭人体，导致毒邪内结。

3. 中医辨证分型和膏方调治

（1）气滞血瘀型

主症： 腹部可触及肿块或结节，胸部满闷不适，胁肋疼痛；腹胀，嗳气，恶心呕吐，便血，色紫暗。舌质暗，伴有瘀斑，脉弦涩或弦滑。

治法： 理气散结，活血通脉。

膏方： 理气散结通肠膏。

组成： 黄芪 300g，太子参 250g，茯苓 300g，当归 150g，丹参 30g，益母草 200g，桃仁 150g，红花 150g，川芎 150g，生地黄 150g，炙甘草 200g，延胡索 150g，枳壳 200g，杏仁 100g，柴胡 100g，香附 100g，鸡血藤 100g，白花蛇舌草 100g，半夏 100g，制大黄 100g。

制法： 共以水煎透，去渣再熬浓汁，加阿胶 250g，鳖甲胶 150g，炼蜜 150g，黄酒 500mL 收膏，冷藏备用。

服法： 早饭后半小时服用 15g，晚饭后半小时服用 10g，以温开水送服。

（2）湿热蕴毒型

主症： 痢下脓血，里急后重，排便灼热，大便黏滞恶臭。舌红，苔黄腻少津，脉洪大或滑数。

治法：清热祛湿，活血解毒。

膏方：清热解毒润肠膏。

组成：生地黄 250g，黄芪 300g，丹参 250g，红花 200g，茯苓 250g，当归 200g，槐角 200g，地榆 200g，黄芩 200g，枳壳 200g，败酱草 200g，薏苡仁 150g，川芎 200g，防风 250g，炙甘草 300g，陈皮 200g，制大黄 100g，白芍 150g，白头翁 100g，黄柏 100g，苍术 100g，知母 100g。

制法：共以水煎透，去渣再熬浓汁，加阿胶 250g，鳖甲胶 150g，炼蜜 250g，黄酒 500mL 收膏，冷藏备用。

服法：早饭后半小时服用 15g，晚饭后半小时服用 10g，以温开水送服。

（3）脾肾阳虚型

主症：久泻久痢，完谷不化，五更泻；腹中冷痛，腰膝酸软，头晕目眩，形寒肢冷，面色苍白。肢体浮肿，小便不利，或小便频数，夜尿频多。舌淡，舌体胖大或伴齿痕，苔白滑，脉沉细无力。

治法：扶正固本，健脾益肾。

膏方：扶正固本保肠膏。

组成：黄芪 300g，人参 200g，白术 250g，山药 200g，茯苓 250g，麦冬 200g，白扁豆 200g，薏苡仁 200g，莲子肉 200g，陈皮 200g，香附 150g，附子 100g，补骨脂 200g，吴茱萸 200g，五味子 200g，桔梗 150g，远志 300g，熟地黄 200g，砂仁 150g，炙甘草 100g。

制法：共以水煎透，去渣再熬浓汁，加阿胶 250g，鳖甲胶 150g，炼蜜 200g，黄酒 500mL 收膏，冷藏备用。

服法：早、晚饭后半小时服用 15g，以温开水送服。

（4）肝肾阴虚型

主症：头晕目眩，腰膝酸软，胁肋疼痛；形体消瘦，耳鸣盗汗，面色无华，五心烦热，口苦口干，大便秘结，小便短赤。舌质红，苔黄光剥，脉细数。

治法：滋补肝肾。

膏方：益木补水润肠膏。

组成：杜仲 250g，牛膝 200g，熟地黄 250g，山药 300g，山茱萸 200g，牡丹皮 250g，茯苓 250g，泽泻 200g，丹参 300g，红花 200g，知母 200g，莲子肉

200g，陈皮 150g，黄芪 300g，人参 250g，川芎 250g，车前子 150g，远志 300g，炙甘草 100g。

制法： 共以水煎透，去渣再熬浓汁，加阿胶 250g，鳖甲胶 150g，炼蜜 200g，黄酒 500mL 收膏，冷藏备用。

服法： 早、晚饭后半小时服用 15g，以温开水送服。

（5）气血两虚型

主症： 头目眩晕，失眠多梦，少气懒言，神疲乏力，自汗，唇淡齿白，形体消瘦；或手足麻木，肌肤不仁。舌质淡，苔薄白，脉细弱或缓而无力。

治法： 补气养血。

膏方： 益气养血抗癌膏。

组成： 黄芪 300g，人参 200g，白术 250g，山药 200g，当归 200g，五味子 200g，茯苓 250g，麦冬 200g，川芎 200g，桂枝 200g，莲子肉 200g，陈皮 200g，柴胡 200g，白芍 150g，远志 300g，熟地黄 200g，升麻 150g，炙甘草 100g，山萸肉 100g，制首乌 100g。

制法： 共以水煎透，去渣再熬浓汁，加阿胶 250g，鳖甲胶 150g，炼蜜 200g，黄酒 500mL 收膏，冷藏备用。

服法： 早、晚饭后半小时服用 15g，以温开水送服。

（本节作者：王欣欣、耿晓萱）

第六节　乳腺癌

1. 乳腺癌的概念及临床表现

乳房由皮肤、结缔组织、脂肪、乳腺四部分组成，乳腺癌是乳腺上皮组织发生癌变所产生的肿瘤，在女性恶性肿瘤中位居首位，占全身恶性肿瘤的

5%～10%，男性乳腺癌发病率较低，为1%左右。全世界每年有130万左右的新发乳腺癌患者，亚、非洲地区乳腺癌发病率与欧美相比较低。

乳腺癌的临床表现包含以下几个方面：

乳房肿块：一般多为单发，质地较硬，增大较快，可活动，如侵及胸肌或胸壁则活动性差或固定。

皮肤橘皮样改变和乳头内陷：为癌侵及皮肤和乳头的表现。

乳头溢液：可为血性或浆液性。

区域淋巴结转移：常见腋窝和锁骨上淋巴结肿大、质硬、活动、融合或固定。

血行转移：多见于肺、肝、骨和脑转移，并出现相应的临床表现。

炎性乳腺癌：表现为乳房皮肤呈炎症改变，可由局部扩大到全乳房，皮肤颜色由浅红色到深红色，同时伴有皮肤水肿，皮肤增厚，表面温度升高。

2. 中医病因病机

乳腺癌属中医"乳岩"范畴，由情志失调、饮食失节、冲任不调或先天禀赋不足引起机体阴阳平衡失调、脏腑失衡导致。

（1）正气不足，气血亏虚：《素问·刺法论》云："正气存内，邪不可干。"正气盛则防御能力强，病邪不易侵入，即或侵入也不易深入内里，最终可被消除。正气不足，气血亏虚，正不胜邪，而邪气踞之是发病的前提及决定因素。

（2）肝肾不足，冲任失调：《景岳全书》谓："肝肾不足及虚弱失调之人，多有积聚之病。"肝肾不足，冲任失调，气血运行不畅，经络阻塞，聚而成块，日久化毒成岩。可见肝肾不足、冲任失调是发病的内因和根本。

（3）七情内伤，情志失调：《外科正宗》认为"乳癌由忧思郁结，所愿不随，肝气闭塞，结精成核"。《医宗金鉴》认为"失荣"一证乃由"忧思恚怒，气郁血逆，与火凝结而成"。情志失调、忧思郁怒，肝失条达，郁久伤脾，运化失司，湿浊内生，气血瘀滞，阻于乳络而成核。可见七情内伤、情志失调是发病的重要因素。现代医学也认识到精神情志因素与乳腺癌的发病有着密切的关系。

（4）湿热毒邪内蕴：《黄帝内经·灵枢》曰："湿气不行，凝血蕴里而不散，津液涩渗，蓄而不去，而积皆成也。"气郁痰浊结聚或气滞血凝，积久化火成毒以致毒邪蕴结，结成坚核。外邪一旦侵入机体，客于经络，导致瘀血凝滞，痰凝湿聚，热蕴毒结，蓄而不去，而癌瘤成也。故六淫外侵，邪毒留滞也是发病的重要因素。

3. 中医辨证分型和膏方调治

（1）肝郁痰凝型

主症：乳房肿块皮色不变，质硬而边界不清，情志抑郁，或性情急躁，胸闷胁胀，或伴经前乳房作胀或少腹作胀。苔薄，脉弦。

治法：疏肝理气，化痰散结。

膏方：化痰散结膏。

组成：当归100g，白芍100g，柴胡100g，白芷90g，青皮100g，瓜蒌200g，茯苓150g，白术150g，郁金150g，山慈菇100g，太子参200g，醋香附150克，橘核200g，白花蛇舌草150g，半枝莲100g，枳实90g，厚朴100g，槟榔90g，荔枝核150g，百合100g，焦三仙各100g，炙甘草100g。

制法：共以水煎透，去渣再熬浓汁，加琼脂200g，炼蜜200g收膏，冷藏备用。

服法：早、晚饭后半小时服用10g，以温开水送服。

（2）冲任失调型

主症：乳房结块坚硬，兼有月经失调，素有经前期乳房胀痛，或婚后从未生育，或有多次流产史。舌淡，苔薄，脉弦细。

治法：调摄冲任，理气散结。

膏方：活血调任保乳膏。

组成：香附100g，郁金100g，川楝子100g，白芍150g，当归100g，熟地黄150g，生地黄150g，山药150g，野菊花150g，柴胡150g，青皮150g，川芎150g，莪术150g，枸杞子200g，女贞子200g，半枝莲300g，山慈菇50g。

制法：共以水煎透，去渣再熬浓汁，加阿胶200g，炼蜜200g，黄酒500mL收膏，冷藏备用。

服法：早、晚饭后半小时服用10g，以温开水送服。

（3）正虚毒盛型

主症：乳房肿块扩大，溃后愈坚，渗流血水，不痛或剧痛，精神萎靡，面色晦暗或苍白，饮食少进，心悸失眠。舌紫暗或有瘀斑，苔黄，脉弱无力。

治法：调补气血，清热解毒。

膏方：扶正化毒膏。

组成：黄芪 200g，当归 100g，生地黄 150g，白芍 100g，赤芍 100g，川芎 150g，人参 150g，茯苓 150g，茯神 150g，白花蛇舌草 150g，鸡内金 90g，桑螵蛸 100g，砂仁 100g，桂枝 100g，石见穿 90g，瓜蒌 100g，胆南星 60g，麸炒白术 150g，炙甘草 150g，百合 100g，合欢皮 200g，首乌藤 150g，远志 150g。

制法：共以水煎透，去渣再熬浓汁，加阿胶 200g，炼蜜 200g，黄酒 500mL 收膏，冷藏备用。

服法：早、晚饭后半小时服用 15g，以温开水送服。

（4）气血亏虚型

主症：多见于癌肿晚期或手术、放化疗后，病人形体消瘦，面色萎黄或㿠白，头晕目眩，身倦乏力，少气懒言。舌质淡，苔薄白，脉沉细。

治法：补益气血，宁心安神。

膏方：补气养血扶正膏。

组成：人参 100g，茯苓 150g，麸炒白术 150g，茯神 150g，白芍 100g，黄芪 300g，陈皮 150g，远志 100g，生地黄 150g，熟地黄 100g，川芎 100g，红花 90g，合欢皮 200g，首乌藤 150g，鸡内金 90g，海螵蛸 100g，半枝莲 150g，生姜 90g，炙甘草 150g，大枣 90g，火麻仁 100g，麦冬 100g。

制法：共以水煎透，去渣再熬浓汁，加阿胶 300g，炼蜜 200g，黄酒 500mL 收膏，冷藏备用。

服法：早、晚饭后半小时服用 15g，以温开水送服。

（本节作者：王欣欣、王雅琴）

第七节 宫颈癌

1. 宫颈癌的概念及临床表现

宫颈癌是最常见的妇科恶性肿瘤。原位癌高发年龄为 30 ～ 35 岁，浸润癌为 45 ～ 55 岁，近年来其发病有年轻化的趋势。尽管目前针对宫颈癌的病因研究及癌前筛查已经得到较好的普及和发展，但宫颈癌的病因治疗以及预防仍是全球医疗的热点问题。

早期宫颈癌常无明显症状和体征，随病变发展，可出现以下表现：

（1）阴道流血：早期多为接触性出血，中晚期为不规则阴道流血。年轻患者也可表现为经期延长、经量增多，老年患者常为绝经后不规则阴道流血。一般外生型较早出现阴道出血症状，出血量多，内生型较晚出现该症状。

（2）阴道排液：多数患者有阴道排液，液体为白色或血性，可稀薄如水样或米泔状，或有腥臭。晚期患者因癌组织坏死伴感染，可有大量米汤样或脓性恶臭白带。

（3）其他症状：如尿频、尿急、便秘、下肢肿痛等，癌肿压迫或累及输尿管时，可引起输尿管梗阻、肾盂积水及尿毒症；晚期可有贫血、恶病质等全身衰竭症状。

2. 中医病因病机

宫颈癌归属于中医"癥瘕""积聚""石瘕"范畴，病因多责之于瘀血，痰饮和湿热之邪流注下焦，或见情志内伤，肝气郁结致使冲任受损，蕴毒内生。宫颈位于下焦，宫颈癌的病位亦在下焦，同时也是足厥阴肝经循行之处，病理机制为表邪内陷化为郁热与体内湿痰水饮瘀血阴寒之邪互结导致癥瘕形成。宫颈癌的发生是多种原因综合的结果。

（1）七情内伤：气滞是癥瘕的始因，怒伤肝，忧思伤脾，疏泄失常，气血郁滞，损伤冲任。忧愁思虑伤脾，运化失职，水湿注于下焦而成带下，痰湿凝聚胞中，结成癥瘕。

（2）早婚多产、不节房事：早婚多产、不节房事伤肾，肾阴亏损，精血不足，以致冲任失养。阴虚易生内热，虚火妄动，灼津炼液，日久成实。

（3）先天不足：先天肾气不足，正虚冲任失调，易感受外来病邪。

（4）感受外邪：邪气侵袭，温郁化热，久而成毒，湿毒下注，遂成本病。

3.中医辨证分型和膏方调治

（1）肝郁气滞型

主症：持续出血，血量不多，色鲜无块，白带薄黄，月经提前，小腹胀痛，胸胁痞满，情绪忧郁，心烦急躁，口苦咽干。苔薄白，脉弦涩，小便黄，大便干。

治法：疏肝解郁，调理冲任。

膏方：逍遥解郁清宫膏。

组成：牡丹皮200g，丹参200g，栀子100g，柴胡100g，当归100g，白芍200g，车前子300g，萹蓄200g，半枝莲300g，白花蛇舌草200g，白术200g，莪术150g，猪苓300g，枳壳100g，香附150g，人参100g，三棱100g，制大黄100g，川芎100g，海螵蛸200g，黄芩100g。

制法：共以水煎透，去渣再熬浓汁，加阿胶250g，鳖甲胶150g，炼蜜150g，黄酒500mL收膏，冷藏备用。

服法：早饭后半小时服用15g，晚饭后半小时服用10g，以温开水送服。

（2）湿热毒蕴型

主症：带下赤色或赤白相杂，质地黏稠，气味腥臭，月经量多，下腹痛，腰胀痛累及下肢，小便短赤，尿频尿急，大便秘结。舌质绛，苔黄燥，脉弦数。

治法：清肝解毒，祛瘀散结。

膏方：清肝散瘀清宫膏。

组成：白芍200g，黄柏100g，牡丹皮200g，牛膝150g，木通100g，车前子200g，瞿麦100g，栀子100g，仙鹤草300g，土茯苓200g，七叶一枝花200g，龙胆草100g，泽泻100g，当归100g，莪术150g，生薏苡仁200g，大黄100g，茵陈150g，萆薢100g，浙贝母150g，海螵蛸200g，鸡内金100g。

制法：共以水煎透，去渣再熬浓汁，加阿胶 250g，鳖甲胶 150g，炼蜜 250g，黄酒 500mL 收膏，冷藏备用。

服法：早饭后半小时服用 15g，晚饭后半小时服用 10g，以温开水送服。

（3）脾虚湿浊下注型

主症：带下色白，黏腻稀薄似淘米泔水，淋漓不断，腥气难闻，伴见腰酸腿软，神疲乏力，时有心悸气短，失眠多梦，头晕目眩，食欲不振，消化不良，下腹坠痛，月经过多，大便溏，小便浊。苔白腻，脉沉细。

治法：健脾利湿，清热解毒。

膏方：利湿解毒膏。

组成：人参 100g，苍术 150g，厚朴 200g，白术 150g，茯苓 200g，茯神 150g，山药 300g，白芍 200g，甘草 150g，荆芥炭 100g，血余炭 200g，仙鹤草 300g，萆薢 200g，土茯苓 300g，生龙骨 250g，砂仁 100g，生牡蛎 250g，葛根 200g，白花蛇舌草 200g，莪术 150g，车前子 200g。

制法：共以水煎透，去渣再熬浓汁，加阿胶 250g，炼蜜 200g，黄酒 500mL 收膏，冷藏备用。

服法：早、晚饭后半小时服用 15g，以温开水送服。

（4）脾肾双亏型

主症：带下清稀如注，气味腥臭，腰冷酸重，四肢不温，夜间盗汗，午后低热，五心烦热，头晕眼花，失眠耳鸣，下肢冷痛，大便稀，小便频，夜尿多。舌红少苔，脉沉细无力。

治法：健脾补肾，滋阴清热。

膏方：健脾益肾保宫膏。

组成：生黄芪 300g，党参 200g，白术 100g，女贞子 300g，旱莲草 100g，当归 100g，制首乌 200g，生地黄 200g，地骨皮 300g，玄参 100g，白芍 200g，麦冬 100g，菟丝子 200g，桑螵蛸 100g，肉桂 30g，莪术 100g，白花蛇舌草 200g，猪苓 300g，桑椹 100g，车前子 200g，鸡内金 150g。

制法：共以水煎透，去渣再熬浓汁，加阿胶 250g，炼蜜 200g，黄酒 500mL 收膏，冷藏备用。

服法：早、晚饭后半小时服用 15g，以温开水送服。

（本节作者：王欣欣、陈普照）

第八节 放化疗后胃肠道损害

1. 放化疗后胃肠道损害的概念及临床表现

患恶性肿瘤后，很多人会采取放化疗的方法进行治疗。但放化疗的同时也会损伤一些其他部位，比如引起程度不等的消化道反应，常见的症状有恶心、呕吐、口干、食欲减退、腹痛、腹泻、便秘等，也可引起全消化道黏膜反应，包括口腔炎，食管炎，胃炎，肠炎等。

恶心、呕吐是放化疗时最常见的早期毒性反应。剧烈的恶心、呕吐是非常痛苦的，可导致患者脱水、无法进食，有的患者甚至因为不能忍受这种痛苦而拒绝进行化疗。造成恶心呕吐的原因除了治疗本身对于胃肠道的直接刺激作用外，一个非常重要的因素是药物通过间接或者直接作用刺激了大脑的呕吐中枢。所以对放化疗患者尽早做好消化道的保护，对于接下来的治疗和身体的调养非常有好处。

2. 中医病因病机

中医认为脾胃为后天之本、气血生化之源，正常情况下，脾主升，胃主降，放化疗治疗后，脾胃的正常生理功能受到影响，胃失受纳，脾失运化，胃气上逆就会出现恶心呕吐，脾失运化就会出现没有食欲，腹胀腹泻等情况，时间久了气血生化不足，不能满足身体每天日常的活动需要，会进一步加重身体的虚弱程度。所以放化疗之后的治疗尤重脾胃，脾胃不健，百药难施。

3. 中医辨证分型及膏方调治

脾胃虚弱型
主症： 食欲不振，恶心呕吐，腹胀腹痛，腹泻便秘。舌质淡，苔白，脉细弱。

治法： 健脾益胃。

膏方： 补脾益胃膏。

组成： 黄芪200g，党参200g，白术200g，茯苓200g，炙甘草200g，山药200g，龙眼肉150g，炒麦芽150g，山萸肉150g，五味子150g，丹参150g，半夏100g，木香100g，川续断100g，砂仁100g，陈皮100g，鸡内金100g，焦山楂100g，焦神曲100g。

制法： 共以水煎透，去渣再熬浓汁，加阿胶250g，炼蜜200g，黄酒500mL收膏，冷藏备用。

服法： 早、晚饭后半小时服用10g，以温开水送服。

（本节作者：王欣欣）

第九节　放化疗后肝肾损害

1. 放化疗后肝肾损害的概念及临床表现

放化疗引起的肝肾损害主要是由于放射线及化疗药物对肝脏、肾脏的直接毒性作用所致。放化疗容易出现以下三种途径的肝脏损害：直接损伤肝细胞；使原本的肝脏基础病加重；使药物在体内作用时间延长，增加化疗毒性。而肾脏为重要的代谢器官，放化疗治疗可导致出现各种急性肾损伤、慢性肾衰竭和肾小管功能异常等肾脏疾病。

2. 中医病因病机

化疗药物和放射线是最主要的致病因素，具有热的特性，放化疗会造成阴液、元神、精气和五脏六腑的损伤，因药物的种类和照射的部位不同，病机的侧重点也会有所不同。

放化疗中，肝经受累最多，肝之气血失于条达，肝气上逆，气血运行失畅，导致精血津液的一系列变化，出现黄疸、胁痛、皮肤指甲紫暗、头昏肢麻、睡眠差、脉弦、舌边多现瘀斑等症状。放化疗还会损伤和消耗肾精，肾所藏之精，是人体生命活动的物质基础。肾精不足会引起脱发齿松，耳鸣耳聋，腰膝酸软，精神不振，健忘，头发脱落，四肢麻木，目光呆滞，反应迟钝，畏寒怕冷等各种症状。

3. 中医辨证分型及膏方调治

肝肾亏虚型

主症： 腰膝酸软、头晕目眩，视物昏花，齿摇发脱，耳鸣，失眠多梦，疲劳、肢体麻木，面色暗黑，毛发不荣，形体消瘦，口燥咽干。舌红少苔，脉沉弦数等。

治法： 滋养肝肾。

膏方： 补肝益肾护肝膏。

组成： 熟地黄 300g，怀山药 300g，吴茱萸 250g，枸杞子 200g，麦冬 200g，菟丝子 200g，牛膝 200g，杜仲 200g，沙参 200g，女贞子 200g，旱莲草 200g，川石斛 200g，制何首乌 200g，白芍 200g，当归 200g，狗脊 200g，陈皮 200g，茯苓 200g，夜交藤 200g，泽泻 200g，黄柏 200g，佛手 150g，五味子 120g，合欢花 90g。

制法： 共以水煎透，去渣再熬浓汁，加阿胶 250g，炼蜜 200g，龟甲胶 200g，黄酒 500mL 收膏，冷藏备用。

服法： 早、晚饭后半小时服用 10g，以温开水送服。

（本节作者：王欣欣）

第十节 放化疗后心肺损害

1. 放化疗后心肺损害的概念及临床表现

放化疗造成的心肺损害是由于受到放射性物质辐射及药物作用后，产生的心肌和肺脏实质及功能性损害。受到放射线照射的心脏和肺脏均可产生不同程度的病理变化，受损部位包括心包、心脏内外膜、传导系统及冠状动脉、肺实质等。

2. 中医病因病机

中医认为放化疗治疗的病人，初期随着治疗的部位和剂量不同，可出现毒邪外侵，灼伤肺脏津液，外邪内蕴脏腑，化热伤阴，表现为咳嗽、咳痰、气短、胸闷等症状。随着治疗剂量的增加和身体承受能力的减弱，正气受损日渐加重，病证可因之由实转虚，出现心脏功能异常，在临床上以心悸不安为主症，常可归属中医学的"心悸"范畴。多是由于放化疗日久，导致气虚无力鼓动血脉，血行不畅、气滞血瘀、脉络痹阻而出现胸闷不适等症状，后期亦可阴虚及阳、心阳不振，加重心悸、胸痛以及发作性呼吸困难等症状。

3. 中医辨证分型及膏方调治

（1）阴虚火旺型

主症：潮热、盗汗，面赤唇干，五心烦热，干咳少痰，胸闷不适，心悸心慌，气促、动则加剧。舌红少津，脉细数。

治法：滋阴降火。

膏方：养心润肺膏。

组成：党参200g，黄芪200g，知母150g，黄柏150g，玉竹150g，生地黄

150g，牡丹皮 150g，沙参 150g，天花粉 100g，桂枝 90g，酸枣仁 90g，炙甘草 100g，白术 150g，白芍 100g，郁金 100g，枳壳 100g，麦冬 150g，陈皮 150g，百合 150g，茯苓 150g。

制法： 共以水煎透，去渣再熬浓汁，加阿胶 250g，炼蜜 200g，黄酒 500mL 收膏，冷藏备用。

服法： 早、晚饭后半小时服用 10g，以温开水送服。

（2）心肺气虚型

主症： 心悸胸闷，咳喘气短，动则尤甚，吐痰清稀，神疲乏力，声低懒言，自汗，面色淡白。舌淡苔白，或唇舌淡紫，脉弱或结代。

治法： 补养心肺。

膏方： 补心益肺扶正膏。

组成： 人参 200g，黄芪 200g，当归 150g，生地黄 150g，熟地黄 150g，茯苓 150g，茯神 100g，远志 100g，鸡内金 90g，款冬花 100g，桂枝 100g，麦冬 100g，酸枣仁 100g，柏子仁 100g，五味子 100g，炙甘草 100g，生姜 90g，大枣 90g，法半夏 90g。

制法： 共以水煎透，去渣再熬浓汁，加阿胶 250g，炼蜜 200g，黄酒 500mL 收膏，冷藏备用。

服法： 早、晚饭后半小时服用 10g，以温开水送服。

（本节作者：王欣欣）

参考文献

[1] 孙灵芝. 中国慢性病防治规划解读 [J]. 中国慢性病预防与控制，2012，20（5）：502-503.

[2] 喻嘉言. 医门法律 [M]. 太原：山西科学技术出版社，2006：78-79.

[3] 王嵩，刘嘉芬，何小莲，等. 邓铁涛教授益气除痰活血法治疗冠心病经验 [J]. 中华中医药学刊，2019，37（03）：699-702.

[4] 张艳，宫丽红，钱新红，等. 慢性心衰中医分期分级临床辨证体会 [J]. 辽宁中医杂志，2010，37（05）：801-802.

[5] 刘渡舟. 刘渡舟伤寒论讲稿 [M]. 王庆国，李宇航，陈萌，整理. 北京：人民卫生出版社，2008：210-211.

[6] 关于成人急性病毒性心肌炎诊断参考标准和采纳世界卫生组织及国际心脏病学会联合会工作组关于心肌病定义和分类的意见 [J]. 中华心血管病杂志，1999（06）：4-6.

[7] 彭崇俊，宋阿苗，刘勇. 原发性低血压病的中医病因病机及治疗进展 [J]. 中医临床研究，2015，7（04）：134-136.

[8] 李静，范利，华琦，等. 中国老年高血压管理指南 2019[J]. 中华老年多器官疾病杂志，2019，18（02）：81-106.

[9] 李苏宁. 我国老年人高血压现状分析 [J]. 中华高血压杂志，2019，27（2）：100.

[10] 程国彭. 医学心悟 [M]. 图娅，点校. 沈阳：辽宁科学技术出版社，1997：48.

[11] 朱震亨. 丹溪心法 [M]. 北京：人民军医出版，2017：83.

[12] 中华医学会呼吸病学分会间质性肺疾病学组. 特发性肺纤维化诊断和治疗中国专家共识 [J]. 中华结核和呼吸杂志，2016，39（06）：427-432.

[13] 张新渝，马烈光. 黄帝内经·灵枢 [M]. 成都：四川科学技术出版社，2008：446.

[14] 王庆其. 补气摄精，祛毒利尿——裘沛然治疗慢性肾炎经验 [J]. 上海中医药杂志，1993，（1）：1-3.

[15] 杨利. 任继学治疗肾风证述要 [J]. 浙江中医杂志，2001，（12）：6-7.

[16] 屈岚. 中医药治疗慢性肾小球肾炎概况 [J]. 湖南中医杂志，2001（06）：59-60.

[17] 袁丽霞. 名中医儿科病良方验案 [M]. 北京：化学工业出版社，2017：152-153.

[18] 张景岳. 景岳全书 [M]. 北京：中国医药科技出版社，2017：495-496.

[19] 赵绍琴. 赵绍琴内科学 [M]. 北京：中国医药科技出版社，2018：177-178.

[20] 何培华. 遗尿的中医辨证论治浅析 [J]. 陕西中医，2009，30（10）：1408+1436.

[21] 施汉章. 化瘀为主佐清利 酌用滋补肾脾肝 [J]. 中国乡村医生，2000，22（7）：30-31.

[22] 沈楚翘. 炎症宜清利勿忘活血 [J]. 中国乡村医生，2000，22（7）：31-32.

[23] 刘宝厚. 肾脏病中西医结合的思路与方法 [J]. 中国中西医结合肾病杂志，2008（03）：189-191.

[24] 聂莉芳. 慢性肾功能衰竭的中医辨治经验 [J]. 中国中西医结合肾病杂志，2000（01）：49-53.

[25] 秦嫣，朱凌云. 张镜人运用膏方调治肾病经验 [J]. 中医杂志，2012，53（17）：1452-1453.

[26] 关秀萍. 国人眩晕症的病因及治疗综合分析 [J]. 中国实用内科杂志，2005（08）：755-757.

[27] 王秋月. 眩晕症的病因分析及临床治疗 [J]. 中国医药指南，2018，16（15）：49-50.

[28] 史建慧，郭增元，任国华. 中医治疗眩晕的临床研究进展 [J]. 内蒙古中医药，2019，38（02）：125-126+128.

[29] 蔡晓伟. 脑出血病因及相关机制的研究进展 [J]. 临床医药文献电子杂志，

2017，4（71）：14056+14058.

[30] 孙腾 . 浅谈脑梗死的病因及预防 [J]. 中国卫生标准管理，2018，9（09）：18-20.

[31] 喻腾云，吴艳华，孙寒静，等 . 缺血性脑卒中中医病因病机的层次关系 [J]. 吉林中医药，2016，36（04）：328-331.

[32] 刘洪 . 早期加强中医康复治疗对脑卒中患者预后的影响 [J]. 河南中医，2018，38（12）：1849-1851.

[33] 刘洪艳 . 探讨老年痴呆的发病机制及临床采用中西医结合药物治疗效果 [J]. 世界最新医学信息文摘，2016，16（36）：201+203.

[34] 松川秀夫，刘公望，杨幼新，等 . 中医对阿尔茨海默型老年性痴呆病程之探讨 [J]. 天津中医药，2005（06）：514-516.

[35] 杨丁友 . 骨碎补善治老年痴呆 [J]. 中医杂志，2004，45（4）：249.

[36] 涩江抽斋 . 灵枢讲义 [M]. 北京：学苑出版社，2003：602.

[37] 姜泉，王海隆，巩勋，等 . 类风湿关节炎病证结合诊疗指南 [J]. 中医杂志，2018，59（20）：1794-1800.

[38] 高丽霞，郭惠芳 .2017 年风湿免疫病主要临床进展 [J]. 临床荟萃，2018，33（01）：54-59+65.

[39] 高颖，辛雷，赵东宝 .《2016 中国痛风诊疗指南》解读 [J]. 中国实用内科杂志，2018，38（12）：1136-1138.

[40] 王伟，冯小波，宋红，等 . 骨质疏松症的中医病因病机及其治疗进展 [J]. 中国社区医师，2018，34（30）：19-20.

[41] 赵英 . 血液检验对于贫血鉴别诊断的意义和价值 [J]. 世界最新医学信息文摘，2018，18（63）：147+163.

[42] 田劭丹，董青，祁烁，等 . 化疗后白细胞减少症中医药防治与评估专家共识 [J]. 现代中医临床，2018，25（03）：1-6.

[43] 周萍，唐吉斌 . 免疫性血小板减少性紫癜的研究与进展 [J]. 安徽医药，2019，23（03）：430-433.

[44] 车勇，张琦君，卢生芳，等 . 恶性肿瘤癌性疼痛患者中医辨证分型初探 [J]. 中医学报，2017，32（05）：724-726.

[45] 严明珠 . 中医护理对化疗胃肠道反应的干预探讨 [J]. 中医临床研究，

2016，8（30）：116-117.

[46] 张翔，张喜平，程琪辉.中医药防治化疗引起的心、肝、肾损害研究进展 [J]. 中华中医药学刊，2012，30（04）：783-785.

[47] 李崇慧.中医药防治化疗后心脏毒性研究进展 [J]. 中医药临床杂志，2012，24（07）：697-698.